¿SABES POR QUÉ NO ADELGAZAS?

Prepárate para cambiar todo lo que sabes sobre perder peso

Toni Cortés

Letras Activas, 2015
1º edición

ISBN: 1519719000
Depósito legal: SA. 293.15

Facebook: Escuela de Espalda Toni Cortés
Tonicortes71@yahoo.es

AGRADECIMIENTOS

Doy gracias a mi hija mayor por querer pasar más tiempo conmigo, y terminar este libro justo cuando tenía que haberlo acabado. Y a mi hija pequeña por dejarme todo el tiempo del mundo para pensar cómo escribir este libro mientras intentaba dormirla por las noches.

Y también a todas las alumnas de mi escuela por haberme ayudado a entender durante estos 10 años que nuestro cuerpo no funciona como dicen los libros de dietas, de actividad física o de anatomía.

Índice

Prólogo

Tengo que pedir perdón por escribir otro libro más dedicado a adelgazar, como si no hubiese ya bastantes, y porque no me dedico a esto concretamente, ni a escribir libros ni a hacer que la gente pierda peso. Mi trabajo es hacer que la actividad física genere salud; doy clases de corrección postural. Mi intención es exactamente la contraria a quien quiere perder peso; me dedico a ayudar a nuestro cuerpo a que gaste menos energía cuando se mueve.

Falta cordura a la hora de mantener la línea. Nuestro cuerpo sigue ciertas normas que, los que nos dedicamos a la salud, o incluso al deporte, intentamos seguir para poder mejorar su rendimiento. Pero cuando se trata de quemar grasas parece que podemos saltarnos todas las normas porque así conseguiremos nuestro objetivo mucho más rápido. Pero eso tiene sus consecuencias a largo plazo.

Imaginemos que fuese el cuerpo el que pudiera escoger lo que debes hacer para perder peso (y no tu cerebro). ¿Qué alimentos comería? ¿Qué deporte practicaría?

Con las tres reflexiones que escribo a continuación quiero ayudarte a pensar con la lógica de tu cuerpo y no con la de tu mente.

4

Reflexión 1

Las calorías nos confunden

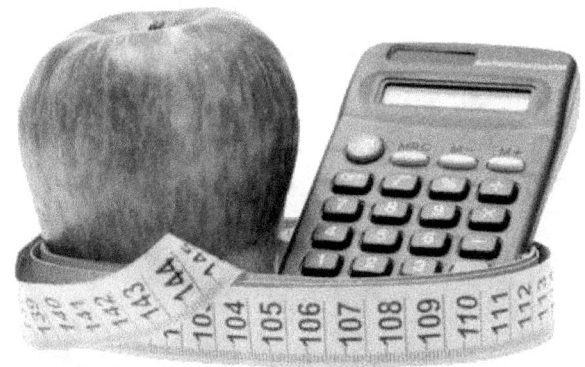

Tenemos una idea equivocada de lo que son y lo que miden.

Las calorías son una unidad de calor. Una caloría mide la energía necesaria para aumentar 1ºC de temperatura 1 gramo de agua. Sólo informan de la energía necesaria para calentar algo.

¿Cómo se calculan las calorías que tienen los alimentos? Quemándolos, literalmente. Se queman los nutrientes que tienen los alimentos fuera del cuerpo en unas condiciones estables, (de presión y de oxígeno), y se miran los grados que aumenta una cantidad de agua. Pero claro, las condiciones dentro del cuerpo no son siempre iguales. Cambian dependiendo de las personas y de su situación.

Todo esto de contar las calorías viene de una teoría que dice que por cada gramo de grasa que quemamos producimos unas 9 calorías. Hemos creado dietas y ejercicios basándonos en esta teoría, en la idea errónea de que "siempre" que se producen 9 calorías es porque hemos

5

quemado más o menos 1 gramo de grasa. Pero, ¿qué pasa si en el momento de quemar cualquier nutriente dentro de nuestro cuerpo no tenemos el oxígeno suficiente?

Imagino que sabrás que pasa cuando en una chimenea abres o cierras el tiro para que entre más o menos aire. Lo que sucede es que el combustible que estás quemando puede producir más o menos calor, o incluso puede ser que se apague si no tiene el oxígeno suficiente

Eso es lo que pasa cuando hacemos cualquier actividad física, que nos falta el oxígeno. En esa situación, si quemamos 1 gramo de grasa no va a producir las 9 calorías que obtendríamos si se quemara con el oxígeno suficiente, va a producir muchas menos. Por lo tanto no siempre que quemamos grasa o hidratos producimos la misma cantidad de calorías.

Es decir, que dos ejercicios diferentes nos hagan quemar más o menos 400 calorías a la hora no significa que hayamos consumido la misma cantidad de nutrientes, va a depender de cada persona, del tipo de ejercicio y sobretodo de la cantidad de oxigeno que hayamos consumido. Sólo nos informa que hemos producido la misma cantidad de calor en los dos ejercicios.

Si hablamos de las calorías que tienen los alimentos, consideramos que ingerimos tantas calorías en una comida como si fuera algo tangible, como un nutriente más. Como si pudieras decir: "he comido grasas, proteínas, glucosa, hierro... y calor". El dato del calor que "puede" generar un alimento es simbólico. Digo que puede, porque dentro de nuestro cuerpo, es muy posible que no genere las calorías que nos dice la etiqueta. El alimento, en el momento en el que lo consumes, no te aporta la energía que tiene, lo hace cuando se quema, pero no quemamos todo lo que comemos.

Nuestro organismo no va a dejar que estos nutrientes ardan dentro del cuerpo, debe quemarlos de una manera que no produzca demasiado calor. No está comprobado que todo el mundo tenga la misma forma de quemar los alimentos, tampoco se puede asegurar que la eficiencia energética de cada nutriente sea igual dentro que fuera del cuerpo.

Hay nutrientes que no solemos quemar para producir energía, como pasa con las proteínas que sólo lo hacemos en casos de emergencia (porque se utilizan entre otras cosas para reparar tejidos). Pero sí contamos, dentro de nuestras dietas, la cantidad de calorías que pueden producir. A las calorías del alcohol, por ejemplo, se las llama vacías porque, al parecer, nuestro cuerpo no puede aprovechar esas calorías para sus funciones, no nos alimentan.

¿Por qué no llamamos también calorías vacías a las de la proteína que no solemos utilizar como fuente de energía?

Un dato curioso: las bebidas alcohólicas de más de 40 grados de alcohol producen tantas calorías como un filete de carne. Es lógico pensar que no alimenta igual 100 ml de whisky que 100 gr de carne. Pero el calor que genera fuera del cuerpo es parecido porque el alcohol arde fácilmente.

El aceite también arde muy fácilmente, como le pasa al alcohol. Posiblemente no podamos decir que engorda más que otros nutrientes, sólo que el cuerpo tiene que quemarlo de manera más "lenta" para que no produzca demasiado calor. ¿Por qué no llamar calorías llenas o lentas a las del aceite o la grasa? Se queman de forma diferente a las de los hidratos o las proteínas, pero en lugar de plantearnos que el sistema de medida de las calorías no funciona, a unas las llamamos vacías y a las otras decimos que engordan más.

¿Realmente son iguales 100 calorías de grasa animal que 100 calorías de verdura? Por lógica, sabemos que no funcionan igual dentro de nuestro cuerpo aunque fuera produzcan las mismas calorías al quemarse.

Hay una parte de lo que comemos que eliminamos por las heces, es decir, que no utilizamos como fuente de energía todo lo que comemos, pero también contamos las calorías de las deposiciones como si las quemáramos, pero de esto no se habla porque es algo desagradable.

El medir las calorías que quemamos en reposo puede tener un cierto sentido. Todos tenemos la misma temperatura corporal, 37°C. Necesitamos ese calor para vivir. ¿No es sorprendente que todos, más o menos, consumamos las mismas calorías? Se supone que quemamos unas 2000 calorías de media por día. Esto es así porque todos necesitamos generar más o menos la misma cantidad de calor para mantener nuestra temperatura corporal durante 24 horas. Y esto va a ser así siempre porque nadie puede estar a 50°C, ni permitir que su temperatura descienda a 30°C. Debemos generar siempre la cantidad justa de calor. Dependerá, claro está, de lo grande o pequeño que seas. Un cuerpo más grande necesitará más calorías para mantener su calor corporal, como pasa si quieres calentar más cantidad de agua.

Pero la pregunta es ¿sabemos cuánta cantidad de grasa gastamos para mantener la temperatura corporal? ¿O de hidratos? Cada persona tiene su modo de producir energía a través de los nutrientes. Sí sabemos que el resultado final de quemar X grasas para mantener la temperatura del cuerpo va a ser de 37°C. Podemos casi asegurar que hemos necesitado unas 2000 calorías y este dato sí que lo podemos generalizar. No nos dice lo que nosotros queremos saber, que es la cantidad de nutrientes que hemos consumido, pero a la hora de diseñar dietas es mucho más fácil sólo contar las calorías. Pero no nos sirve de mucho porque cada cuerpo es diferente a la hora de digerir, asimilar, quemar y eliminar nutrientes.

Si mirar el gasto calórico en reposo no nos da demasiada información, contar las calorías que gastamos durante una actividad física no tiene ninguna lógica. ¿Para qué quieres saber el calor que generas al moverte?

Imagina que vas a comprar una bombilla. Ésta puede ser de X vatios, (que mide el consumo), y de Y lumen, (la cantidad de luz emitida). Son los datos que te interesa saber. Pero claro, también genera calor. ¿Qué pasaría si el vendedor te dijera que genera 100 calorías por hora? Pues que te daría igual, tú quieres saber cuánta electricidad va a gastar, que es lo que pagas, y si la cantidad de luz que emite te servirá para iluminar el espacio que quieres. El calor no te interesa, porque no lo puedes relacionar con el gasto energético. Cada tipo de bombilla es diferente.

¿Te interesa saber el calor que genera el motor de un coche? Miramos qué tipo de combustible utiliza, la cilindrada, los caballos, lo que gasta en ciudad o en carretera (aunque esto sabemos que va a depender de la forma de conducir). Pero que produzca calor es algo secundario, lo que nos interesa saber es el gasto de combustible.

Medir las calorías que quemamos o que generamos al hacer ejercicio no nos sirve para saber qué cantidad de nutrientes hemos gastado.

Tenemos un cuerpo tan eficiente que cada vez que se mueve genera calor, algo que necesita para vivir, pero esto es una consecuencia de la actividad. Los músculos queman nutrientes para generar fuerza o para moverse pero su objetivo no es generar calor, de hecho éste es el mayor problema del ejercicio físico. No podemos estar a más de

40ºC por cierto tiempo, moriríamos. Cuando hacemos un esfuerzo, debemos controlar la cantidad de combustible que quemamos. Nunca vamos a poder quemar demasiadas calorías en poco tiempo, porque si no nos quemaríamos nosotros. Por mucho que corramos, por mucho esfuerzo que hagamos, por mucho que lo intentemos, no podremos quemar muchos nutrientes. ¿No te sorprende que se gasten tan pocas calorías durante actividades de gran esfuerzo?, ¿o que todos tengamos un gasto energético parecido?, ¿o que 30 minutos de carrera continua siempre consuman las mismas calorías? Es así porque medimos el calor. Si pudiéramos mirar cuánta grasa hemos gastado, cuantos hidratos, cuanto oxígeno, cuantos líquidos… cada persona tendría un gasto totalmente diferente y como eso sería imposible de calcular, contamos las calorías que quemamos porque es más fácil, aunque no nos digan lo que realmente nos interesa: la grasa que hemos quemado durante una actividad.

Hay una fórmula para medir las calorías de cada actividad según la intensidad, según las pulsaciones (METS). Pero se basa en el calor que producen los nutrientes cuando se queman fuera del cuerpo. No sabemos cómo lo hacen dentro del cuerpo y menos durante un esfuerzo, por eso no podemos relacionar las calorías que quemamos con los nutrientes que gastamos.

Reflexión 2

Un ejercicio físico que nos ayude a adelgazar no debería hacernos quemar grasas

Para perder la grasa corporal no deberíamos intentar quemarla sino conseguir no necesitarla. Parece lógico pensar que la grasa no va a desaparecer sola, que necesitamos utilizarla para eliminarla, pero tu cuerpo tiende a almacenar aquello que utiliza o que necesita. Si se hace un ejercicio que quema grasas, el organismo intentará almacenar más grasas para poder realizar de una manera más eficiente ese ejercicio. Así es como piensa el cuerpo.

¿Piensas que después de hacer ejercicio tu cuerpo no va a reponer los líquidos perdidos? Si no lo haces, te deshidratarás. Tu organismo buscará la forma de recuperar todo aquello que ha eliminado por el sudor como el agua o las sales minerales. No tendría sentido pensar que si gastas un litro de líquido cuando sudas haciendo ejercicio el cuerpo no va a reponerlo. Quemar grasas es una consecuencia de hacer ejercicio, igual que sudar, o gastar hierro, o sales, o respirar más rápido, o aumentar las pulsaciones. Pero cuando cesa la actividad, tu cuerpo vuelve a recuperar todo aquello que se ha alterado, vuelve a reponer todo aquello que cree que necesita. Una consecuencia de la actividad física podría ser estar cansado. En el momento de acabar el ejercicio nos sentimos fatigados, pero sabemos que esto al cabo de un rato se pasa. Quemar grasas o cualquier otro nutriente es igual, es lo que sucede mientras haces un ejercicio, pero no te vas a quedar sin ellos el resto de tu vida. Cuando vuelvas a comer, vas a reponer lo que te hace falta. Si necesitas grasas para realizar un ejercicio, tu cuerpo va a intentar

11

acumular más grasas, y dará igual que no las ingieras porque tenemos la capacidad de transformar casi cualquier alimento en grasa corporal si es éste el combustible que más utilizamos.

El ejercicio aeróbico hace consumir mucho oxígeno pero muy pocos nutrientes. Por eso, puedes estar realizando este tipo de actividades durante mucho tiempo. Te hace gastar muy pocas reservas energéticas que tienes acumuladas a cambio de consumir mucha cantidad de oxígeno que no tienes que acumular porque lo ingieres cada 5 segundos. Entonces, si con el trabajo aeróbico quemamos poca cantidad de grasa ¿nos ayudará a perder peso? Pues precisamente ése es el motivo por el que nos puede hacer adelgazar, porque nos adaptamos a gastar pocos nutrientes y a no necesitar las grasas.

Pensamos que los corredores de largas distancias están delgados porque queman muchas grasas mientras corren, pero el corredor no tiene grasa porque no la necesita. Ha aprendido a utilizar más cantidad de oxígeno para no tener que gastar tantos nutrientes y así poder estar más tiempo corriendo.

¿Por qué no llega más lejos corriendo el que tiene más grasa acumulada o el que ha ingerido más calorías en la última comida antes de la carrera? Quizás con este ejemplo se entienda mejor. Si cuando hacemos ejercicio físico quemáramos esas grasas que tenemos acumuladas por comer en exceso y no movernos, ¿por qué entrenan los atletas y hacen dieta para correr más? ¿Por qué no se dedican a comer grasas y a no moverse para tener más reservas energéticas? Si utilizáramos esas grasas para correr no tendría sentido tener que entrenar.

Cuando hacemos ejercicio, almacenamos los nutrientes de una manera especial para poder ser utilizados de una manera rápida y eficaz. El tejido adiposo que acumulamos por no hacer nada no se puede quemar cuando nos movemos, sólo podemos utilizar el combustible que hemos almacenado entrenando previamente. Perder esa acumulación de grasa será un proceso a largo plazo que tiene que hacer nuestro organismo si detecta que: le molesta, no la necesita, no la va a utilizar y tiene la energía vital suficiente para eliminarla.

¿Qué es lo que envidiamos del cuerpo de los deportistas? Que a ellos les cuesta muy poco esfuerzo realizar ejercicios que a nosotros nos supondrían un gasto tremendo de energía. Sus cuerpos gastan mucho menos que los nuestros, por eso nuestro objetivo no puede ser gastar todas las calorías posibles cada vez que entrenamos porque lo que realmente nos hará adelgazar será que nuestro organismo se adapte a gastar menos nutrientes.

¿Sabes en qué deporte se intentan quemar todos los nutrientes posibles? (Que es posible que sea lo que todos pensamos que hay que hacer para adelgazar) El culturismo.

¿Qué pasa cuando hacemos pesas? Que los músculos gastan los nutrientes que tienen dentro. ¿Y cómo reacciona el cuerpo? Los músculos se hacen más grandes y más fuertes para poder aguantar ese tipo de actividad que le ha hecho gastar sus reservas energéticas. Es lógico, ¿no? Pero, ¿por qué no aplicamos la misma lógica cuando hacemos ejercicio para quemar grasas? ¿Por qué no pensamos que nuestro cuerpo va a intentar acumular más cantidad de grasa? No entendemos cómo piensa nuestro cuerpo.

Lo interesante del ejercicio físico son los cambios que pueden provocar en nuestro cuerpo pero a largo plazo, es decir, las adaptaciones que tenemos que hacer para que esa actividad nos cueste menos esfuerzo. Pero cuando se trata de adelgazar sólo nos fijamos en los cambios producidos durante el ejercicio. Quemar muchas grasas es una consecuencia del ejercicio. La adaptación lógica a esa consecuencia sería tener que acumular más reservas de grasas, es decir, engordar.

Reflexión 3

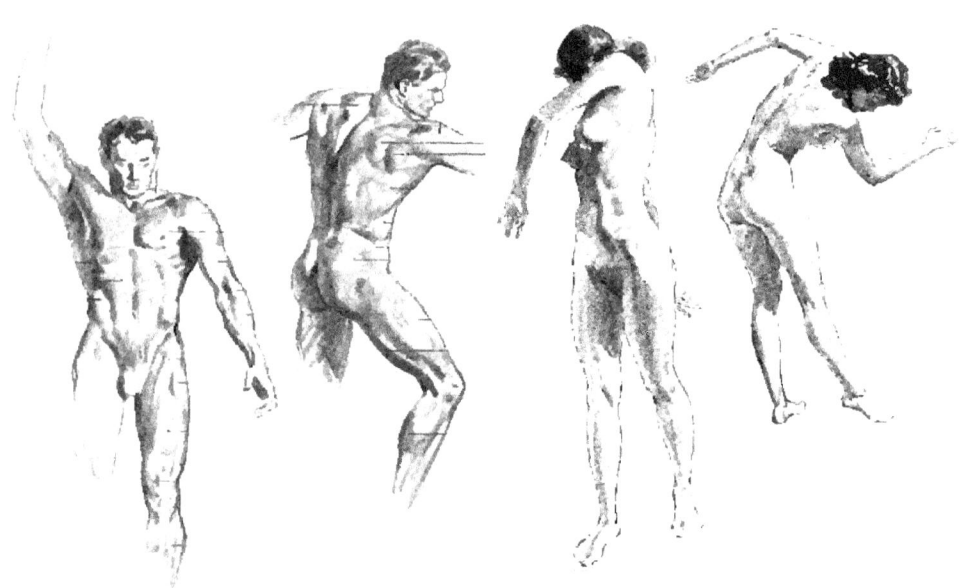

Entender cómo funciona el cuerpo de una mujer puede que rompa con todas las ideas que tenías hasta ahora sobre dietas y adelgazamiento.

La mujer es especial no sólo cuando se queda embarazada o está en periodo de lactancia, que obviamente requiere una atención diferente, sino porque su cuerpo no sólo puede pensar en ella, en su salud y su bienestar, (como hace el cuerpo de un hombre) sino que durante toda su edad fértil, que puede ser media vida, está pensando que en cualquier momento se puede quedar embarazada. Aunque su mente no piense en ello, su cuerpo debe tenerlo en cuenta (y no sólo unos cuantos días al mes).

¿Qué supondría, a nivel físico, quedarse embarazada? Supondría tener que formar y alimentar a un feto dentro de su cuerpo durante 9 meses. Y todo eso tiene que salir de su dieta y/o de los nutrientes que tenga acumulados. También implicaría tener que alimentar al bebé, una vez que haya nacido, con la leche de su pecho (que también sale de su cuerpo) y esto es capaz de hacerlo al menos durante 1 año.

¿Qué crees que pasaría si el cuerpo de una mujer en edad fértil detectara que con su dieta habitual no pudiera cubrir las necesidades alimenticias que supondría llevar un feto dentro de ella? ¿Si no tuviera calcio suficiente? ¿O proteínas? ¿O grasa? ¿O hierro?...

Si una mujer en edad fértil no consumiera los nutrientes suficientes en su dieta habitual su cuerpo intentaría acumularlos. Utilizaría su cuerpo como almacén en previsión de un posible embarazo.

Una dieta insuficiente provocará un cuerpo más grande, con más capacidad para acumular, y no hablo de una dieta baja en calorías sino pobre en nutrientes.

¿Por qué el glúteo de la mujer es más grande que el del hombre?

El de la mujer tiende a hacerse más grande para poder acumular más reservas energéticas para su posible embarazo. Con el pecho de la mujer todos lo tenemos muy claro. Son depósitos donde acumula tejido adiposo y son las reservas para la posible leche materna, aunque no la vaya a utilizar jamás. Pero con el resto del cuerpo de la mujer no lo vemos así, no entendemos que una parte de sus músculos almacenan nutrientes para un posible embarazo y que intenta no utilizar esas reservas energéticas para sus actividades.

Culpamos a las hormonas de la mujer como las responsables de todo esto, como si fuesen un virus que les hace engordar o retener líquidos. Las hormonas siguen la lógica de su cuerpo, están para ayudar a su cuerpo a ser más eficiente.

¿Crees que haciendo dietas que eliminan ciertos nutrientes esenciales una mujer perderá peso? Puede ser que mientras hace este régimen pierda algunos kilos, pero la forma de protegerse de esta época de sequía alimenticia de ciertos nutrientes será intentando acumularlos. Tendrá que adaptar su cuerpo a almacenar más cantidad de reservas energéticas, un cuerpo más grande.

¿Crees que si una mujer hace ejercicios de glúteo conseguirá perder volumen en ese músculo? Posiblemente estos ejercicios le hagan consumir las reservas energéticas que tenía acumuladas para su periodo de gestación, y la forma de reaccionar de su cuerpo será intentado acumular muchos más nutrientes, para adaptarse al ejercicio y para el posible embarazo, es decir, un glúteo más grande

Una dieta pobre = un cuerpo más gordo

1. El cuerpo

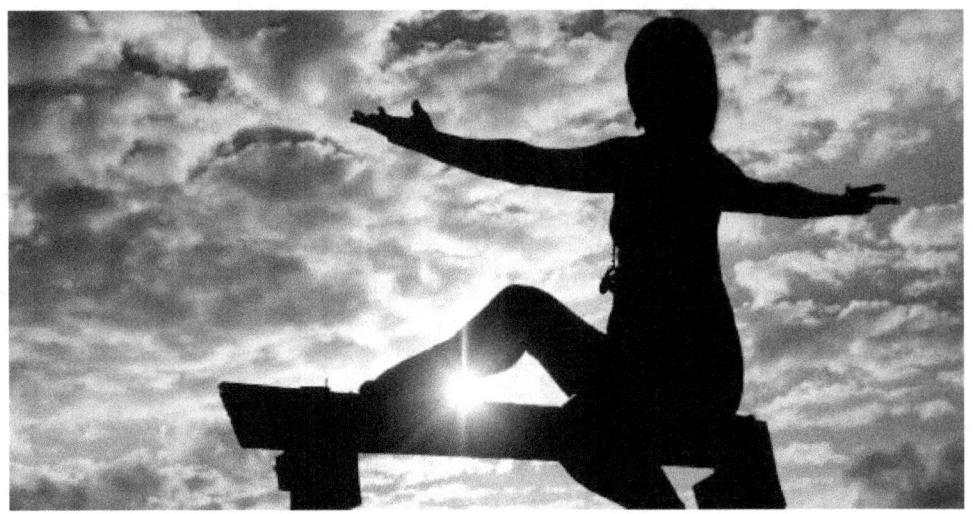

¿Sabes que tienes el mejor cuerpo que puedas tener? Llevas todos los años de tu vida buscando la manera más saludable de equilibrar esta "ecuación":

genética + actividad + alimentación + emociones = TU CUERPO

Para poder sobrevivir, el ser humano ha tenido que adaptarse a cada uno de estos factores y lo ha hecho de la manera más eficiente posible, porque esto es lo único que sabe hacer el cuerpo humano, intentar ahorrar toda la energía posible mientras come, se mueve o piensa. Gracias a ello estamos vivos.

Quizá haya muchas cosas de tu cuerpo que no te gusten, pero seguro que ha sido la solución más saludable de equilibrar tu estado de ánimo, con tu edad, tu sexo, tu tipo de dieta y tu actividad física, y lo has hecho siguiendo un instinto natural que te cuida.

Gracias a ese instinto nos hemos adaptado a consumir oxígeno como combustible principal, porque es algo que nos sobra en este planeta, pero también nos ha hecho almacenar reservas energéticas de esos nutrientes que no podemos ingerir continuamente (como hacemos con el oxígeno). Si nuestro cuerpo no hubiera pensado en ahorrar energía ahora no estaríamos vivos, ni como especie ni como individuos. Cada persona ha tenido que adaptarse de la manera más eficiente posible al entorno que le rodea, cada uno lo ha hecho de una manera especial pero todos hemos seguido las mismas normas.

Cada persona tiene una forma de ser diferente, una forma de moverse, de caminar, de pensar... Nos hemos acostumbrado a consumir unos alimentos, a hacer un tipo de actividad... Consecuencia de que nuestro entorno es diferente, pero la lógica que seguimos para adaptarnos a ese entorno es igual para todos. Esa lógica es la que nos puede hacer entender por qué engordamos y qué podemos hacer para adelgazar.

Cada uno tenemos unos factores totalmente diferentes a otros y por eso no a todos nos sirven los mismos métodos para perder peso. No podemos comparar hombres con mujeres, igual que no podemos comparar unos estados de ánimo con otros.

Para nuestro organismo no es lo mismo tener que pensar en trabajar, en problemas económicos, en problemas emocionales... que si no tiene que preocuparse de ellos. Una misma dieta o ejercicio no va a dar el mismo resultado en personas con genéticas diferentes o incluso con estatus social diferentes porque no tienen los mismos problemas e inquietudes.

A la hora de intentar modificar tu cuerpo, como es perder peso, es posible que haya factores que no se puedan modificar, pero si no podemos cambiar la genética, nuestra actividad o nuestros problemas emocionales, habría que tenerlos en cuenta a la hora de decidir qué se debe comer.

No hay un tipo de dieta que funcione igual para todo el mundo. Cada persona tiene que intentar equilibrar cada factor de la ecuación de su cuerpo. ¿Quién mejor que tú para saber qué alimentos o que actividades te hacen sentir mejor?

La mente

Tenemos un cuerpo inteligente que sigue unas normas lógicas de actuación; nuestra mente no.

Cada persona es diferente a muchos niveles, pero sobre todo en la forma de pensar, de cómo le afectan los problemas, las emociones, los miedos, el estrés. El cerebro es el órgano más desconocido de todos, no sabemos muy bien cómo funciona, aunque sepamos qué es capaz de hacer, todavía no se sabe cómo lo hace.

De nuestro cuerpo sí sabemos casi todo. La medicina se ha encargado de diseccionar cada parte de nosotros para ver el funcionamiento de cada órgano y cada músculo. Todos somos muy,

muy parecidos por dentro, todos tenemos más o menos las mismas pulsaciones o la misma temperatura corporal, entre otros muchos ejemplos.

Por este motivo, al factor de las emociones es al que menos tiempo le voy a dedicar, claro que lo voy a tener en cuenta, pero vas a ser tú quien tenga que descubrir cómo te puede estar afectando y cómo conseguir equilibrar tu estado de ánimo con la alimentación y con la actividad.

Ahora pensamos que todos los problemas físicos son psicosomáticos, son auto-provocados por nuestra mente, son reflejo de nuestros estados de ánimo. Tiene cierta lógica, aun así, no existe un modelo de actuación para mejorar nuestros "problemas" psíquicos. Cada persona es diferente a nivel mental, cada situación es diferente, cada forma de ser es diferente.

En muchas ocasiones cogemos como modelos a los deportistas profesionales, utilizamos sus entrenamientos y sus dietas, miramos los resultados de los estudios que hacen con ellos pensando que nos pueden servir a nosotros. Pero no vemos que en este grupo de la población, tanto la genética como el estado mental, se combinan para conseguir un cuerpo más fuerte, más rápido o más hábil.

Gracias a ellos, sabemos que si ponemos nuestro cuerpo al límite los resultados son más o menos parecidos. Las marcas que se realizan en deportes de resistencia o de fuerza son parecidas. Pero claro, los resultados son parecidos para personas que se dedican en cuerpo y alma al deporte, que viven de ello. Su mente sólo tiene que pensar en mejorar sus condiciones físicas. En estos casos está bastante claro qué tipo de dieta hay que seguir o qué entrenamientos hay que hacer para conseguir grandes marcas.

Pero no se sabe cómo puede funcionar el organismo ante los diferentes problemas emocionales que tengan las personas que no se dedican al deporte. Cada persona somatiza sus emociones de una manera diferente, nuestra mente puede alterar nuestro estado físico a cualquier nivel sin encontrar una cierta lógica. ¿Cuál puede ser el rendimiento físico de una persona que está estresada, o con problemas psíquicos, o que está preocupada por sus hijos?

Sabemos que las emociones se digieren, se respiran, se asimilan y se deben eliminar, es decir, que pueden afectar a todas y cada una de las funciones básicas de nuestro organismo pero no sabemos en qué medida, porque la situación de cada persona es diferente, la forma de somatizar los problemas es impredecible.

Si queremos encontrar una lógica a por qué engordamos o por qué no adelgazamos debemos buscarla en la actividad, en la alimentación o en el cuerpo, no en las emociones.

Cuerpo independiente

Si por la mente fuera, le encantaría salir a correr un día y gastar todas las calorías posibles en el menor tiempo posible, y eliminar toda esa grasa que nos sobra, pero entonces moriríamos. El cuerpo debe protegerse de esto, tanto de quedarse sin reservas energéticas, como de las intenciones de tu cabeza.

Tenemos un cuerpo que aparte de eficiente, inteligente y lógico, funciona de manera independiente. Se le da mucha importancia a nuestro cerebro, parece que es nuestro órgano más importante, pero todavía no ha llegado al desarrollo de la inteligencia de nuestro organismo, no funciona de forma lógica, no siempre actúa a favor de la vida.

¿Sabes cuántas funciones es capaz de hacer a la vez nuestro cuerpo para mantenerse vivo? Eso sin hablar de cuando hace un esfuerzo físico. ¿Crees que todo esto lo hacemos gracias al cerebro?

Trabajé un tiempo con personas trasplantadas de corazón, ¿sabías que una persona trasplantada tiene un corazón denervado? La medicina todavía no ha conseguido conectar el sistema nervioso central del paciente con el nuevo corazón, pero éste sigue latiendo. Aunque no esté conectado al cerebro, sigue su instinto natural y cuando siente que le entra sangre, se contrae él solo. Yo pensaba que estas funciones las hacíamos con el cerebro, pero no, casi todas las funciones que nos mantienen vivos las hacemos de forma involuntaria.

En el caso de una persona trasplantada, no se altera el pulso cuando se asusta, o se emociona o si hay una situación de peligro. Sólo aumenta el ritmo cardíaco cuando el cuerpo decide enviarle más cantidad de sangre.

¿Para qué nos sirve entonces el cerebro? Su función es avisarnos de los peligros y nuestro cuerpo, él solo, reacciona. Gracias a nuestra mente disfrutamos de los sentidos pero por culpa de ella nuestro cuerpo tiene que digerir más comida de la que necesita, gastar más calorías de las que debería o descansar menos horas de las que querría.

Tenemos un instinto natural, al igual que cualquier ser vivo de este planeta, que nos hace estar vivos. Ese instinto es el encargado de acumular más o menos reservas, el que decide respirar más rápido, el que hace que nuestro corazón no pare de latir.

Nuestro cuerpo tiene que entender a la mente y adaptarse a sus exigencias. Y aquí vamos a aprender a que la mente actúe con la lógica del cuerpo.

La filosofía del cuerpo. Ahorrar energía

Voy a hablarte de ese instinto que tenemos, que no sólo ha tenido que adaptarse al medio que le rodea para sobrevivir sino que ha tenido que apartarse de los caprichos de nuestra inteligencia que van en contra de la salud.

Ese instinto corporal tiene por norma conseguir un cuerpo más eficiente, su base es ahorrar energía, economizar. Nuestra mente es la única que piensa en quemar todas las calorías que puedas, en malgastar energía. Los miedos, las preocupaciones, el estrés generan unos gastos extra a nuestro organismo de los cuales tiene que protegerse, y en muchas ocasiones lo hace engordando para poder tener más reservas energéticas para nuestros problemas psíquicos.

Nuestro cuerpo no puede pensar en tener más de lo que necesita, en aparentar, en hacer más de lo que puede, en ser mejor de lo que es. Él hace lo que tiene que hacer, almacena lo que tiene que almacenar y gasta lo que necesita gastar, ni más ni menos.

Por ejemplo, si habitualmente haces ejercicio, cada día te va a costar menos esfuerzo. Nos adaptamos al ejercicio intentando gastar menos energía, modificamos nuestra masa muscular, nuestras reservas energéticas, nuestra capacidad pulmonar... con el objetivo de gastar

23

menos energía. No podemos permitirnos que una actividad de una hora agote todas las reservas energéticas que tenemos para el resto del día y creamos un cuerpo más eficiente, que gaste menos.

Nuestro organismo debe tener siempre energía suficiente para realizar todas las funciones que nos mantienen vivos pero cuando hacemos dieta nuestro único objetivo suele ser consumir menos de lo que necesita y gastar todo lo que pueda. Pero esto es ir en contra de nuestro cuerpo porque él piensa en comer los alimentos que necesita y en gastar lo menos posible para conservar la máxima cantidad de energía. Ésa es su filosofía y creo que la mejor manera de perder peso es ayudándolo a ser más eficiente, que siempre tenga la fuerza vital suficiente para sus funciones y que sus actividades diarias le cuesten el menor esfuerzo energético posible.

Creo que la mejor manera de explicarte todo esto relacionado con la eficiencia es que veas cómo nos hemos adaptado a consumir nuestro combustible principal, el oxígeno.

Respiras o engordas

Digerir y asimilar los alimentos es un gran esfuerzo, nos hace perder mucha energía y por este motivo intentamos no malgastar las reservas energéticas que tenemos acumuladas. Nuestro cuerpo prefiere gastar más cantidad de oxígeno, es gratis y nos hemos adaptado a consumirlo de una manera tan eficiente que la acción de respirar nos sirve para muchas más funciones vitales (y otras no tan vitales como hablar o cantar o incluso oler).

¿Por qué respiramos?

Ventilación

Para enfriar el cuerpo. Nos ventilamos, introducimos aire de fuera, (habitualmente a menos temperatura que nuestro cuerpo) y expulsamos el CO_2 "caliente" de dentro. Esto hace que podamos bajar la temperatura corporal, y nos interesa sobre todo cuando hacemos ejercicio. Es una de las causas por las que nos obliga a respirar más rápido cuando nos movemos, quemamos más nutrientes, que generan más calor y debemos expulsarlo rápidamente fuera. Respirar y sudar son las acciones que necesitamos hacer para que nuestra temperatura no suba demasiado de los 37ºC. Cuanto más eficaz sea mi cuerpo en expulsar el calor hacia fuera, más tiempo podré aguantar haciendo ejercicio. Porque quemar muchas calorías produce un exceso de calor.

Masaje visceral

El segundo motivo por el cual respiramos es porque necesitamos el masaje visceral que proporciona el diafragma en cada respiración. Tenemos un cuerpo tan rentable que ese movimiento que realizamos desde que nacemos hasta que morimos lo utilizamos para "masajear" nuestros órganos internos. Sin el movimiento del diafragma, que tendría que ser de unos 15 centímetros entre la inspiración y la expiración, el hígado, el estómago o los intestinos no funcionarían bien. Con los pulmones lo vemos muy claro, si el diafragma no sube ni baja, los pulmones no pueden llenarse del aire suficiente, ni después expulsarlo. No podríamos coger tanto oxígeno en cada respiración. Pero igual nos pasa con la digestión de los alimentos. Sin ese bombeo que produce el movimiento de la respiración el estómago o el páncreas o la vesícula no podrían hacer bien la digestión. Todos los órganos internos se mueven al compás de la respiración, incluso el corazón.

El hígado, el órgano encargado de suministrar la energía, está en contacto directo con el diafragma y necesita ese bombeo que le proporciona en cada respiración. Cuanto más movimiento más cantidad de glucosa envía a la sangre, porque entiende que si estás respirando de manera rápida seguro que necesitas gastar más glucosa. Es lógico ¿verdad?

Cuando nos asustamos, o estamos estresados, solemos sentir que se nos corta la respiración, el diafragma deja de moverse. Es posible que en casos de tensión o estrés prolongados el movimiento del diafragma se vea reducido obligándonos a hacer respiraciones más cortas. Esto puede provocar menor masaje visceral, menor bombeo de todos los órganos internos y derivar en peores digestiones, y que el hígado bombee menos glucosa y tengamos menos energía.

¡Las emociones también se respiran!

Para que tu cuerpo funcione bien deberías hacer ejercicios de respiraciones profundas para mantener la amplitud de movimiento del diafragma porque todos los órganos que te mantienen con vida se ven afectados por este movimiento.

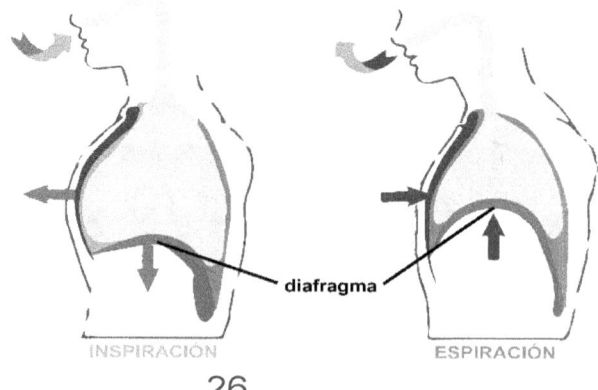

diafragma

INSPIRACIÓN   ESPIRACIÓN

26

Y como tercer motivo, y el que todos conocemos, la necesidad de oxígeno que tenemos. No podemos quemar ningún combustible si no hay oxígeno, sin él no podemos obtener energía. Nos hemos tenido que adaptar a consumir oxígeno y lo hacemos cada 5 segundos, durante toda nuestra vida.

El número de calorías que generamos cuando quemamos los nutrientes va a depender de la cantidad de oxígeno que tenga nuestro cuerpo en ese momento. Es decir, que puedes generar 400 calorías quemando mucha cantidad de oxígeno con pocos nutrientes o porque has gastado mucha cantidad de nutrientes con muy poco oxígeno.

Puede ser que pienses, ¿si no respiro tendré que quemar más nutrientes y esto me hará perder peso? No. Con menos oxígeno, tu cuerpo va a necesitar más nutrientes para sus actividades. Y según la lógica de tu cuerpo, si necesita más combustible, va a tener que almacenar más combustible. Esto pasa con las actividades anaeróbicas como los ejercicios con pesas (que después veremos), se realizan con menos oxígeno y hacen que los músculos crezcan porque necesitan más nutrientes.

Como ya sabes que tendemos a ahorrar energía, siempre vamos a intentar trabajar con la máxima cantidad de oxígeno posible y así tener que gastar menos nutrientes. El oxígeno es fácil de conseguir pero los nutrientes que ingerimos cuesta mucho esfuerzo asimilarlos, por eso intentamos no malgastarlos.

SI TRABAJAS LA RESPIRACIÓN TE RELAJARÁS, FUNCIONARÁN MEJOR TUS ÓRGANOS INTERNOS Y NECESITARÁS MENOS NUTRIENTES

Nuestras actividades diarias, habitualmente, se realizan con el oxígeno suficiente (caminar, estar sentado, comer...). Ya vimos antes que un estado de tensión o de estrés, puede provocar que nuestro cuerpo respire peor, menos movimiento del diafragma, menos capacidad pulmonar, menos oxígeno. Si esto se convierte en una costumbre, para tus actividades diarias necesitarás muchos más nutrientes. Si respiro menos, necesito quemar más nutrientes para hacer la misma actividad o para generar la misma cantidad de calor. Un buen aporte de oxígeno puede ayudarte a no necesitar almacenar tantas reservas energéticas.

¡Respiras o engordas!

Así es como actúa nuestro cuerpo. Si en algún momento no sabes qué debes hacer para sentirte mejor o para adelgazar o para no enfermar... pregúntate: "¿Qué haría mi cuerpo?" Él no te dejaría sin oxígeno pero entonces, ¿por qué nosotros comemos menos de lo que necesita nuestro cuerpo cuando hacemos dieta?

2. La alimentación

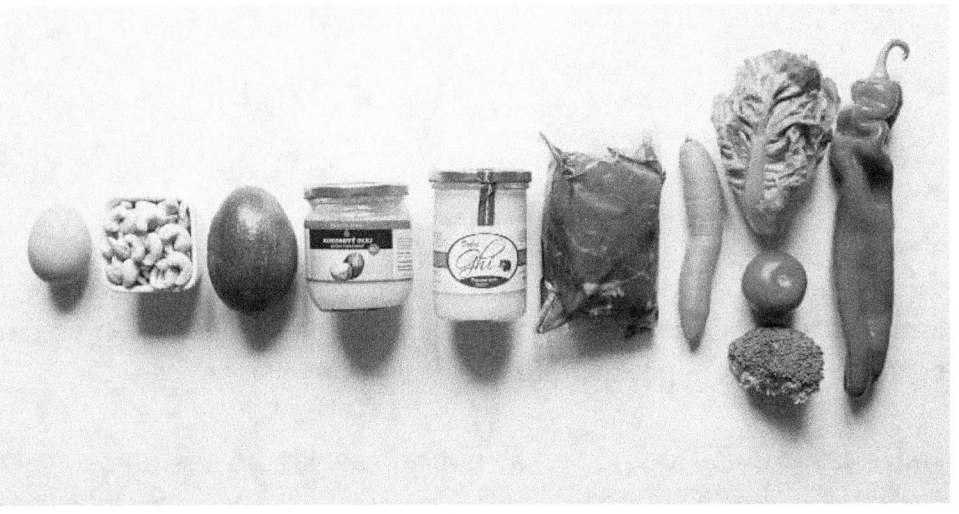

No sólo somos lo que comemos, sino también lo que digerimos y asimilamos, pero sobre todo lo que no asimilamos y no eliminamos

Necesitamos conseguir energía de los alimentos y puede ser tan malo comer en exceso como ingerir menos de lo que necesitamos. Pensamos que haciendo una dieta de menos calorías de las que necesitamos vamos a coger la energía de las reservas que tenemos almacenadas pero no entendemos que lo que estamos haciendo es obligar a nuestro organismo a mantener esas reservas, ¿no?

¿Qué crees que pasará después de estar un tiempo comiendo menos de lo que necesitamos? ¿Qué hacemos después de estar un minuto sin respirar? Cogemos todo el oxígeno que podemos. Pues algo parecido nos pasa con los alimentos cuando no comemos lo suficiente, pero además, si nos adaptamos a consumir la grasa que tenemos acumulada, por culpa de una dieta pobre en nutrientes, nuestro organismo va a intentar convertir todo lo que come en grasa acumulada porque ésta será su combustible principal.

¿Por qué transformamos casi todo lo que comemos en grasa?

¿Por qué acumulamos lípidos? Nuestro cuerpo es capaz de transformar casi cualquier tipo de alimento en glucosa o en lípidos, según le interese, ¿por qué prefiere almacenar grasas?

Todos conocemos los nutrientes principales, las grasas o lípidos, las proteínas y los hidratos de carbono. Son los que utilizamos para generar la energía, las calorías o el movimiento. Son los macronutrientes que utilizamos y almacenamos según nos convenga.

Las grasas producen más del doble de calorías que los otros dos nutrientes

1 gramo de grasa = 9 Kcal

1 gramo de hidratos o de proteínas = 4 Kcal

Esta es la referencia que tenemos de lo que sucede cuando se queman fuera del cuerpo en condiciones estables. Es muy posible que cada persona tenga una eficiencia energética diferente y que esto influya en la forma de quemar estos nutrientes y de almacenarlos.

Utilizamos las grasas como combustible principal para muchas de nuestras funciones porque son más productivas. Para hacer la digestión de los alimentos, para nuestras actividades diarias de estar sentados, caminar, dormir o mantener la temperatura corporal. Con menos cantidad producen el doble de calor; pero por este motivo, no se pueden utilizar cuando realizamos ejercicio físico, porque al quemar mucha cantidad de grasas en poco tiempo aumentamos demasiado la temperatura corporal.

¿Qué actividades nos suelen decir que hacen quemar grasas? Las aeróbicas, de baja intensidad y de larga duración. Es decir, lo más parecido a no hacer nada, caminar despacio, estar de pie... todas las actividades que no requieren demasiado esfuerzo y que se puedan realizar al ritmo de la respiración. También podríamos decir que casi todas las actividades que realizamos durante el día (sin hacer ejercicio físico) nos hacen quemar grasas como combustible principal porque son aeróbicas de baja intensidad y de larga duración. Por eso, si tenemos que almacenar reservas energéticas ¿qué crees que vamos a almacenar? Pues lo que más utilizamos, las grasas.

La manera de quemar más grasas es no hacer nada. Todo lo que supone un pequeño esfuerzo, nuestro cuerpo, suele recurrir a quemar otro combustible menos rentable a nivel calórico (el glucógeno). Las grasas se queman de manera muy lenta, demasiado para casi cualquier movimiento corporal, pero por eso es la forma de reserva energética de la gente sedentaria, porque es el nutriente que más utiliza su cuerpo. Por eso, intenta transformar en grasa corporal la mayor parte de lo que come. Dará igual que no las ingiera en su dieta, porque tenemos la capacidad de transformar los hidratos o las proteínas en grasa corporal, si es que es el combustible que más necesitamos.

Es nuestra forma natural de almacenar energía, al menos la más rentable. Así que todo aquello que el cuerpo no necesita utilizar de inmediato, suele acumularlo como lípidos. ¿Para qué guardar 2 gramos de hidratos o de proteínas si puedo hacer lo mismo con 1 gramo de grasa? Recuerda que tenemos un cuerpo que piensa en ahorrar.

Creo que va en contra de lo que solemos pensar, que la persona sedentaria engorda porque no quema las grasas haciendo ejercicio, pero nuestro cuerpo piensa al revés, "si no me muevo, el único nutriente que necesito es la grasa". ¿Para qué va a almacenar reservas energéticas dentro del músculo una persona que no se mueve si no las va a utilizar?

Podrás imaginar que hay funciones que solamente pueden realizar los hidratos de carbono o las proteínas, y otras que sólo pueden desempeñar las grasas, pero para obtener energía nuestro cuerpo prefiere hacerlo a través de las grasas y por eso es lo que normalmente tendemos a acumular.

Pero no sólo tenemos reservas de lípidos porque los utilizamos para quemarlos, sino que tenemos un cuerpo tan eficiente que ese tejido adiposo que tenemos debajo de la piel nos puede servir para mantener la temperatura corporal.

Sabemos que en zonas de mucho frío la gente tiende a acumular grasa como aislante térmico, para protegerse de las bajas temperaturas. Lo más rentable para aprovechar al máximo los nutrientes gastados para mantener la temperatura corporal es aislarse del exterior con una capa de lípidos. Ese tejido adiposo hace que no entre el frío de fuera y también hace conservar mejor el calor interno. Se gastarán menos nutrientes para mantener los 37ºC, aunque esto suponga acumular más grasa, siempre y cuando la alimentación, la actividad y las emociones se lo permitan.

Cuando hacemos ejercicio nos sobra el calor y eliminar el tejido adiposo puede ayudar a bajar la temperatura corporal de forma más rápida.

Somos... lo que no digerimos

Pensamos que todos los alimentos bajos en calorías, los que tienen poca grasa, nos van a ayudar a perder peso y creemos que son los más saludables. Parece que todo lo que adelgaza es bueno, pero no estamos teniendo en cuenta cómo funciona nuestro organismo. No somos máquinas que aprovechan todo lo que ingieren. Cada uno tenemos una forma de seleccionar aquello que entra dentro de nuestro cuerpo. Pero para poder elaborar una dieta, tener en cuenta lo que cada persona es capaz de asimilar es muy difícil, es mucho más sencillo contar las calorías, pero éste es el motivo por el cual no siempre conseguimos nuestros objetivos.

Nuestro estómago tiene que digerir los alimentos, tiene que procesarlos, triturarlos y realizar una serie de procesos importantes para que luego nuestros intestinos puedan asimilarlos. Si este proceso de digestión no se hace bien, si ciertos alimentos quedan mal digeridos, es posible que no podamos asimilar todos los nutrientes que contenga ese alimento que ingerimos. Algo mal digerido dentro de nuestro cuerpo puede convertirse en una sustancia nociva, en un producto que puede que no reconozca y que no sepa qué hacer con ello.

Si esto pasa en pequeñas proporciones, nuestro organismo suele tener la capacidad para expulsarlo sin problemas. Pero, cuando una gran parte de lo que ingerimos no conseguimos hacer bien su digestión, podemos tener un problema de exceso de sustancias nocivas que en muchos casos no podemos eliminar y puede acabar por perjudicar al organismo.

Éste es uno de los motivos por los cuales acumulamos grasa "mala". Todo aquello que no digerimos bien nos cuesta mucho más asimilarlo, y si nuestro cuerpo en ese momento no tiene la energía suficiente para utilizarlo o para eliminarlo se ve obligado a almacenar algo que no quiere y que no necesita.

Si miramos la forma tradicional de cocinar los alimentos se ha basado en la digestión y asimilación. No ha importado, hasta estos últimos años, si un alimento tenía más o menos calorías. Los alimentos se cocinaban para que pudieran ser bien digeridos. Por ejemplo, utilizamos plantas como el laurel y el hinojo que ayudan a digerir mejor alimentos fuertes como las legumbres. Tomamos infusiones después de las comidas. Un vaso de vino ayuda a digerir mejor, o el aguardiente después de las comidas fuertes, con la misma intención. O añadir limón o vinagre a ciertos alimentos con hierro para poder asimilarlo. Tenemos muchos recursos en nuestras cocinas que vienen de la sabiduría de nuestros antepasados para poder asimilar mejor los alimentos.

¿Por qué es mejor hacer cinco o seis comidas que sólo una al día? Por lógica sabemos que digerimos peor una comida muy abundante que una más ligera. El consumo de calorías al final del día puede ser el mismo, pero al repartir los alimentos en varias comidas nuestro cuerpo los puede digerir con más facilidad, necesita trabajar menos y le sentará mucho mejor que mezclarlo todo en una sola toma.

¿Te sentará igual un filete de carne por la tarde que a las 12 de la noche? Pues sabemos que para ir a dormir, las comidas que cuestan mucho de digerir nos sientan peor porque nuestro cuerpo a esas horas no tiene la energía suficiente para hacerlo. Sabemos que no tiene que ser igual lo que ingerimos para desayunar, que nos tiene que aportar energía para ir a trabajar, que lo que comemos para ir a dormir.

Y si estás enfadado, o estresado, o agobiado, ¿vas a digerir igual de bien una misma comida? Las emociones, no sólo se respiran, también se digieren. Por eso nos pueden alterar la forma de asimilar los nutrientes.

Todo lo que como lo puedo digerir y asimilar

Vamos a poner el caso de que sigues una dieta en la cual todos los nutrientes que consumes puedes digerirlos y asimilarlos, es decir, que tu estómago puede descomponerlos y triturarlos y tus intestinos pueden absorber todo lo que necesitan sin ningún problema.

En este "extraño" caso, tu cuerpo sería capaz de utilizar todo lo que necesite, calorías, proteínas, vitaminas, grasas... todo, y lo que no necesite lo expulsaría sin ningún problema.

No importaría demasiado que comieras de más, que tu dieta fuese de muchas calorías o muchos hidratos o mucha grasa. Todo aquello que no necesitas, como estaría bien digerido, podrías expulsarlo sin problema.

Poder digerir y asimilar todo lo que ingieres implica que no puedes comer demasiadas cantidades porque si llenas el estómago de comida no podrás hacer bien la digestión.

Tu cuerpo puede convertir todo lo que come en lo que más necesita y si no le hace falta puede expulsarlo fuera. Sólo si este alimento está bien digerido y asimilado podrá utilizarlo como mejor le convenga. Si sigues este tipo de dieta, que la mayor parte de lo que comes lo puedes asimilar, será más difícil que engordes.

Grasa buena

En esta hipotética situación, es posible que también necesites acumular grasa, pero lo harás en zonas donde sea fácil utilizarla. Normalmente dentro del músculo, (porque el músculos también puede almacenar lípidos) pero será una **grasa "buena"**. Buena en el sentido de que está almacenada para ser utilizada, son reservas energéticas que tu cuerpo ha hecho de forma voluntaria en las zonas donde más le conviene.

Esto suele pasar cuando somos jóvenes, cuando parece que comes mucha cantidad de comida pero no engordas. Tu cuerpo tiene mucha energía para digerir todo. Utiliza sólo lo que necesita y expulsa lo que no quiere. Pero cuando tiene que almacenar nutrientes, aunque no hagamos ejercicio físico, son los músculos los que aumentan de tamaño. A los chicos les pasa en el pectoral, en los hombros o incluso en los brazos y a las mujeres les pasa en el glúteo o en las piernas o incluso en los pechos. Acumulan más nutrientes dentro del músculo y se refleja en mayor volumen corporal.

Tener las reservas energéticas cerca del hígado tiene todo el sentido del mundo porque es él el encargado de transformarlas en glucosa y distribuirlas a la sangre. Y también dentro del músculo, porque son los almacenes perfectos para poder utilizar esas reservas de forma rápida.

Esto sucederá siempre y cuando tu sistema digestivo haya hecho bien su trabajo, entonces acumularemos sólo aquello que necesitamos y en zonas de fácil y rápida utilización.

¿Qué pasa con los alimentos que no digiero?

Si tu sistema digestivo no puede sintetizar bien algún alimento puede provocar que tu cuerpo no entienda qué tipo de nutrientes contiene y no sepa qué hacer con "eso". Tendrías algo "extraño" dentro de tu organismo.

Al intestino le va a costar mucho más trabajo asimilar los nutrientes de estas sustancias. El primer problema es que no podrás utilizar las vitaminas o los minerales (como el hierro o el calcio), porque el intestino no los va a reconocer y no podrá absorberlos. Y segundo, nos costará más esfuerzo expulsar una sustancia mal digerida.

Cuando somos más jóvenes o cuando realizamos ejercicio habitualmente, el cuerpo suele tener la fuerza y energía suficientes para asimilar los alimentos y también para evacuarlos, pero con los años y con la vida sedentaria, nuestro organismo se va "ensuciando", va perdiendo fuerza. Nuestro aparato excretor no tiene tanta energía y cada vez le cuesta más eliminar todo aquello que está mal digerido.

La forma de protegernos de este exceso de alimentos mal digeridos es acumulándolos como **grasa "mala"**. Es decir, una grasa que no quiere utilizar, porque no está bien asimilada, y la almacena lo más lejos posible de nuestros órganos capaces de quemar nutrientes. Esa grasa que vemos debajo de la piel y que produce flacidez, y un cuerpo más débil.

Esta grasa mala la acumulamos de forma obligada porque no hemos podido eliminarla y no hemos sabido qué hacer con ella. Nuestro cuerpo intentará no utilizarla (posiblemente no lo haga por no dañar más nuestro aparato excretor), por eso está lo más hacia fuera, debajo de la piel. Y como los lípidos son nuestra fuente de energía para las actividades cotidianas y además nos pueden proteger del frío, pues es en lo que solemos almacenar este tipo de sustancias mal digeridas, en tejido adiposo debajo de la piel.

Cada persona tiene sus zonas para acumular este tipo de grasa mala, suele ser cerca de los músculos que menos utiliza, pero puede ser en cualquier parte del cuerpo, donde menos le moleste y donde sepa que no las va a utilizar.

Es esa grasa que cuesta más de eliminar, nuestro organismo decidió almacenarla porque no tuvo energía para quemarla o expulsarla. Pero cuando está acumulada como tejido adiposo el esfuerzo para poder eliminarla será mucho mayor. Ya vimos que la actividad física no puede quemar este tipo de reservas energéticas, no de forma directa. La única opción para eliminar esta grasa es aumentando al máximo la energía vital de nuestro cuerpo. Si no conseguimos tener un hígado más fuerte, el encargado de suministrar energía al organismo, no podremos perder ese tipo de grasa corporal (y para conseguir esto necesitamos una buena dieta y actividad física).

Voy a ponerte un ejemplo. Imagínate que tu cuerpo es un coche, cuando comes es cuando llenas el depósito de gasolina. Una vez que lo has llenado hasta arriba, ya no le cabe más combustible. Aunque sigas echándole más, esa gasolina no la va a poder utilizar. Este coche, lo que hace con la gasolina de más, es acumularla en garrafas en la baca, encima del coche. Nosotros pensamos que con ese combustible de más que le hemos echado podemos hacer más kilómetros o ir más rápido, pero no es cierto, porque esa gasolina no está en el depósito, no va a pasar por el motor. Por lo tanto, no va a ayudar a que el coche se mueva, de hecho, lo que va a provocar es que le cueste más moverse, porque tendrá más peso y porque a nivel aerodinámico va a empeorar sus condiciones. Cuantas más garrafas de gasolina tenga en la baca, más peso y más le costará moverse, pero en ningún momento ese combustible va a producir la energía que produciría si estuviera en el depósito.

Pues algo parecido nos pasa cuando comemos de más y debemos almacenar ese exceso de alimentos como grasa en nuestro cuerpo.

¿Por qué no es bueno perder muchos kilos de forma rápida? Si estamos obligados a utilizar grandes cantidades de esa grasa "mala", por ejemplo si dejas de comer unos días, exponemos a nuestro hígado a hacer un gran esfuerzo y también a nuestro aparato excretor. Esto puede provocar una debilidad física que puede hacernos sentir mal o enfermar porque estamos sobrecargando al hígado.

Contar las calorías de la dieta sin tener en cuenta si podemos o no asimilar lo que comemos no tiene sentido. Lo que más nos puede influir a la hora de engordar son los alimentos que no podemos digerir y es lo que tendríamos que tener en cuenta a la hora de planificar qué debemos comer para adelgazar. Esto es lo que haría tu cuerpo.

¿De qué depende la asimilación de los nutrientes?

Cada persona está preparada para digerir mejor unos alimentos que otros y esto lo vemos dentro de una familia, incluso en hermanos gemelos, o en la misma persona en diferentes momentos de su vida. Por eso, no puedo darte una lista de alimentos o recetas porque no servirán para todos igual. Cada persona tiene su forma de sintetizar los alimentos y cada uno debe conseguir averiguar cuales le sientan mejor y cuales peor.

Primero, podríamos decir que la digestión y asimilación de los alimentos va a depender de la raza, la edad y el sexo de cada persona. El país en el que vivas (si hace frío o calor), de tu complexión, de tus intestinos... Todo lo relacionado con las características de cada persona. Deberíamos tener en cuenta nuestra genética a la hora de seleccionar un tipo de dieta y también que vamos cambiando según nos hacemos mayores.

Existen montones de intolerancias como a la lactosa o al gluten. Hay personas alérgicas a ciertos nutrientes, alimentos que pueden producir estreñimiento o simplemente que no nos sientan bien.

Y segundo, del alimento en sí. Cómo está cultivado, elaborado, cocinado o combinado. El orden de los alimentos en una comida, la cantidad de comida que introducimos en el estómago, la hora en la que comemos, cómo masticamos...y cada persona podría aportar más motivos por los cuales un mismo alimento le pueda sentar mejor o peor.

Nuestro estómago trabaja mucho mejor si no se llena en cada comida. Intentar parar de comer antes de sentir que estás lleno/a puede ser una buena solución. Intentar no mezclar demasiado los nutrientes en una misma comida también nos puede ayudar a digerir mejor.

Cuando realizas actividad física también estás ayudando a tu cuerpo a asimilar mejor lo que comes. El organismo necesita más nutrientes cuando se mueve. Estará obligado a extraer el máximo rendimiento a los alimentos que ingiere. Si no te mueves no le dedicará demasiada energía a la asimilación de nutrientes que no vas a utilizar.

Las emociones también alteran la asimilación. Según el estado de ánimo, según las ganas con las que comas ciertos alimentos. Si tu cabeza te dice que son buenos o malos, si te gusta lo que comes o sientes que te da asco... esto va a influir bastante en la digestión de aquello que comemos.

Todo esto quiere decir que en una misma dieta van a influir infinidad de factores en la digestión y la asimilación. Cada uno tiene su propio problema de lógica que debe resolver para crear su dieta perfecta (debes tener en cuenta cada factor de la ecuación de tu cuerpo, genética-emociones-actividad).

Nos adaptamos a las malas dietas

¿No te has preguntado nunca por qué hay gente que aunque tenga una mala alimentación, a base de grasas y dulces, no engorda "más"? Gente que aunque coma mucho se mantiene en su peso.

Eso es porque nos adaptamos a lo que solemos comer, a las malas dietas y a los excesos. Esto es un problema añadido porque es posible que, después de unos años de mala dieta, los alimentos que nos hacen sentir bien sean los que más nos engordan.

Cuando llevamos un cierto tiempo con una misma dieta, (pongamos el caso que es una dieta con exceso de grasas y dulces) tenemos que adaptarnos a vivir con esos alimentos y con esa forma de

41

combinarlos. Nuestro organismo tiene que hacer todo lo que pueda para que de esa mala dieta obtener el máximo de nutrientes posibles. El recurso de nuestro cuerpo para poder asimilar mejor una mala dieta es crear un sistema digestivo más fuerte, más grande.

Grasa visceral

La digestión es una actividad algo especial. Se hace de una manera lenta, porque es el ritmo que necesitan los alimentos en ser digeridos y asimilados. No se puede hacer de forma rápida. El combustible principal utilizado por nuestros órganos de la digestión es la grasa, y por eso tendemos a acumularla en la zona abdominal (cerca del estómago, hígado, intestinos...), es la grasa visceral o intraabdominal que nos sirve para suministrar energía a estos órganos.

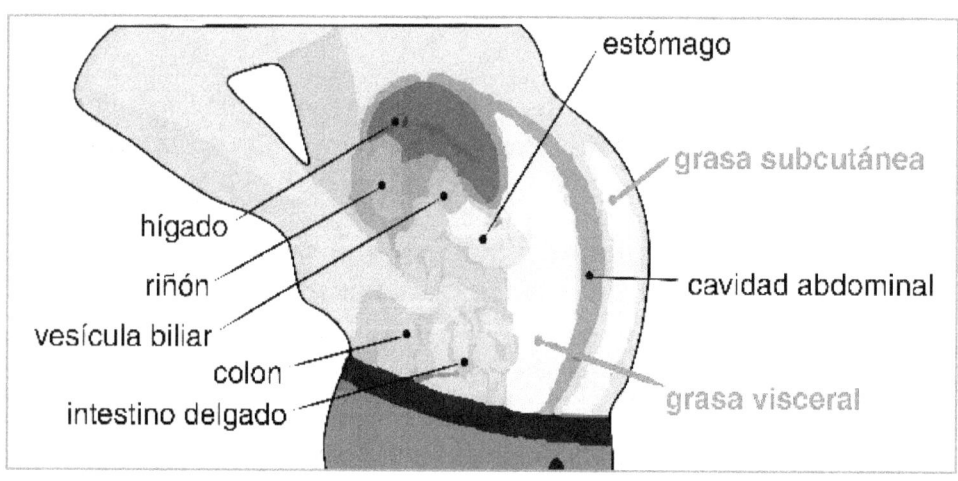

La digestión es una actividad que hace gastar bastantes calorías, al menos si te alimentas de proteína animal y/o de grasas. Es posible que tarde unas 2 ó 3 horas, en muchas ocasiones se necesita calentar los alimentos para asimilarlos mejor, después debemos expulsarlos. Todo esto supone un gran esfuerzo donde debemos ahorrar el máximo de energía, porque además lo hacemos unas 3 o 4 veces al día.

Si suelo hacer grandes comidas, mi estómago, mis intestinos y mi hígado necesitarán mucha energía para poder asimilar todo ese alimento. Necesito crear un "músculo" de la digestión mucho más fuerte y lo conseguiré almacenando reservas de grasa cerca de estos órganos para que puedan realizar mejor sus funciones. Y además, es posible que el estómago o los intestinos se agranden para poder digerir y asimilar mejor mucha cantidad de comida.

*Hay personas que, genéticamente, tienen los músculos más desarrollados o más fuertes que otras. Nos pasa igual con los órganos de la digestión, hay quien los tiene más fuertes y le costará menos esfuerzo procesar los alimentos, y posiblemente, esto les haga engordar menos. En cambio, habrá quien tenga un músculo de la digestión más débil y le costará mucho más asimilar todo aquello que come y tendrá más tendencia a engordar.

Una curiosidad.
La gente que tiene el vientre plano no tiene grasa en otras partes del cuerpo. Como la grasa visceral depende de las digestiones, cuando una persona no acumula grasa en el abdomen es porque lo que come lo puede digerir fácilmente, sea porque tiene un aparato digestivo fuerte o porque tiene una muy buena alimentación. Podemos ver gente delgada con barriga, pero es más difícil ver gente con el abdominal marcado y con acumulación de grasa en otras zonas del cuerpo.

Una vez que hemos adaptado nuestro aparato digestivo a esa mala dieta, dejamos de engordar. Da igual que la diferencia entre el gasto y la ingesta de calorías sea muy grande, da igual que ingieras 4000 calorías por día. Nuestro cuerpo se ha acostumbrado a coger de esos alimentos lo que necesita y a eliminar lo que no quiere, aunque eso le haya costado coger volumen en el vientre y aumentar de peso, pero durante un tiempo no engorda más.

Con el paso de los años, y a veces no demasiados, esa dieta hipercalórica que antes no nos engordaba, ahora nos hace subir de peso. El cuerpo, poco a poco, se va ensuciando (hígado, riñones o el colon, que puede acumular grandes cantidades de restos de alimentos mal digeridos) y entonces tenemos que volver a adaptarnos a esa misma dieta, porque ya no tenemos la fuerza o la energía que teníamos antes, y engordamos un poquito más. Aumentamos el tamaño del vientre por acumular más grasa visceral y así nos volvemos a adaptar a esa mala dieta.

Adaptación al alcohol

Te he explicado que a las calorías del alcohol se les llama vacías porque no las podemos utilizar para generar energía, pero esto es así hasta que te acostumbras a él. El cuerpo es capaz de sufrir una serie de cambios, como por ejemplo en el hígado, para que en casos de personas que consumen grandes cantidades de alcohol diario puedan utilizarlo como un nutriente más. Lo vemos con las personas alcohólicas, que parece que se alimentan sólo de este tipo de bebidas. Se han adaptado a ellas y son su fuente de energía. Pero sabemos que estas adaptaciones pueden producir problemas físicos y grandes enfermedades, como la cirrosis, un hígado acostumbrado a quemar alcohol en lugar de los nutrientes habituales. Nuestro cuerpo es capaz de utilizar casi cualquier combustible para cualquier función, necesitará un tiempo para adaptarse, y puede que estos cambios provoquen enfermedades o simplemente que engordes.

¿Cómo crees que podrás eliminar esa grasa visceral?

Sabiendo esto, podemos entender que haciendo abdominales no va a ser la solución, porque el problema viene de la dieta. Es la grasa del músculo de la digestión no del abdominal. Deberíamos ayudar a nuestro organismo a digerir mejor los alimentos, así tu músculo de la digestión no tendrá porqué acumular grandes cantidades de lípidos.

Dejar de comer un día, o hacer dieta durante una semana o incluso hacer ejercicio físico muy de vez en cuando, no te va a ayudar demasiado a perder esa grasa. Lo que se tendría que hacer es "des-adaptar" al organismo de estas comidas pesadas, pero eso supone un largo tiempo. Dará igual que pierdas 3 ó 4 kilos durante una dieta, si después vuelves a tener una alimentación de difícil digestión.

Los alimentos deben aportar energía, no quitarla

Ya hemos visto qué pasa cuando comemos en exceso, pero ¿qué pasa cuando hacemos dieta? ¿Qué pasa cuando contamos las calorías como si fuese lo único importante para perder peso? ¿Por qué pensamos que si consumimos menos calorías de las que necesitamos vamos a adelgazar?

Casi todas las dietas que se hacen para adelgazar de forma rápida se basan en perder energía. La teoría parece clara, comes menos de lo que necesitas y tu cuerpo debe coger de sus reservas energéticas, así perdemos peso. Esto puede ser efectivo pero siempre a corto plazo porque estamos privando de nutrientes esenciales a nuestro cuerpo y lo que conseguimos es disminuir los niveles de energía vital.

Esto a largo plazo nos puede generar problemas físicos, volver a recuperar los kilos que habíamos perdido de forma rápida y/o no poder eliminar la grasa "mala".

Buscamos alimentos milagrosos que nos hagan perder toda la grasa de golpe pero eso no existe porque la base de un alimento es aportar energía al cuerpo y no quitarla. La forma más rápida de perder peso es dejando de comer y todo lo relacionado con adelgazar rápidamente tiene que ver con no comer lo que necesitamos, que es lo que nunca haría tu cuerpo.

Cuando dejamos de comer durante cierto tiempo, lo que nos pasa es que nuestro organismo se adapta a gastar menos nutrientes, consume menos energía en sus funciones y en sus actividades. Lo primero que hace es recurrir a las reservas que tenemos dentro del músculo. Quemar las grasas malas es la última opción, cuando ya no le quedan más reservas de nutrientes, y eso sólo pasa cuando llevamos muchos días sin comer. La forma más fácil de coger nutrientes es de la masa muscular, y cuando tiene poca energía es lo único que puede hacer. **Sólo cuando tiene energía suficiente puede eliminar la grasa corporal**.

No comer adelgaza, claro, pero con graves consecuencias, porque consigues un cuerpo con mucha menos fuerza vital, sin masa muscular, sin capacidad para realizar actividades ni físicas ni mentales. Te sentirás cansado/a, sin fuerzas, con frío. Por eso esta opción queda descartada, pero también cualquier otra opción que se le parezca, como es el caso de la mayoría de dietas donde se eliminan ciertos nutrientes y donde se obliga al cuerpo a coger de sus reservas energéticas para hacer sus funciones básicas, disminuyendo su fuerza vital.

La mayoría de dietas rápidas se basan en obligar al cuerpo a transformar unos nutrientes en otros. Esto supone un gasto extra de calorías, pero es un gasto sin sentido porque sería más lógico consumir aquel nutriente que más necesitamos y no perder esa energía que gastamos en transformar alimentos. Este tipo de alimentación nos hace perder fuerza vital, supone un esfuerzo añadido que nos hace perder energía. En un primer momento te puede hacer bajar de peso, sobretodo de masa muscular, pero difícilmente eliminarás la grasa "mala".

Estas dietas también ayudan a digerir mejor los alimentos y por eso te pueden hacer perder peso, no porque comas menos calorías, sino porque al ingerir menos comida puedes asimilarla mejor. Pero el problema está en que no nos alimente lo suficiente, no comer lo que realmente necesitamos.

¿Sabes qué pasa cuando estás unos días sin comer nada? Cuando vuelves a comer te cuesta mucho digerir los alimentos. Debes empezar por comidas muy suaves e ir acostumbrando a tu aparato digestivo a volver a trabajar, porque él también puede perder su fuerza. Cuando dejas de comer ciertos nutrientes en una dieta y vuelves a ingerirlos, a tu cuerpo le costará mucho más asimilarlos y esto puede provocar el efecto rebote, tener que acumular más grasa visceral para poder digerirlos mejor.

Cada nutriente para su función

Para cada alimento, cada nutriente o cada sustancia nuestro cuerpo actúa de una forma diferente para procesarlo y para digerirlo. Llevamos haciéndolo de una manera más o menos igual durante miles de años, salvo este último siglo de la historia de la humanidad. Esto, que supongo que te sonará de otros muchos libros que hablan sobre si debemos o no comer carne, o si podemos asimilar o no la leche, yo lo quiero enfocar hacia el tema de cómo nos afecta el digerir demasiado rápido ciertos alimentos que hasta hace nada eran nutrientes de difícil asimilación.

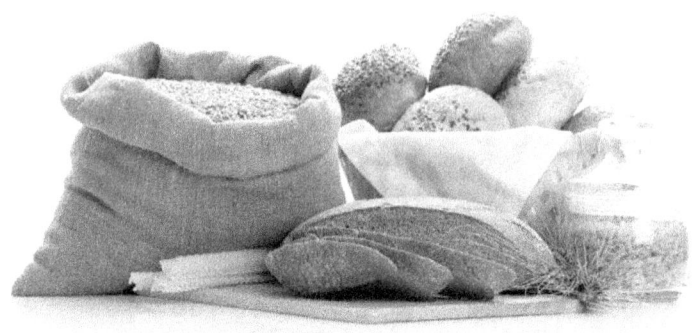

La función principal de los hidratos de carbono es aportar energía. Se componen básicamente de glucosa, que es lo que nuestro cuerpo utiliza como combustible. Últimamente parecen ser los culpables de que engordemos aunque hace unos años eran la base de nuestra alimentación. Ahora, como son los que aportan la energía, pensamos que si no los ingerimos nuestro cuerpo tendrá que coger de sus reservas y esto nos hará adelgazar. Pero dejar de consumir los carbohidratos supondrá tener que convertir otro nutriente en glucosa, como por ejemplo la proteína, que es un alimento menos eficiente.

En la naturaleza, los alimentos que nuestro cuerpo tarda muy poco en digerir, como la fruta o ciertas verduras, suelen ser nutrientes que aportan pocas calorías, mucha cantidad de líquidos, cierta cantidad de glucosa, sales minerales y vitaminas. Son alimentos que digerimos rápido y fácil porque su composición es muy parecida a la de nuestra sangre. Podríamos decir que son alimentos isotónicos y eso hace que no necesitemos demasiado esfuerzo para poder asimilarlos porque casi no hace falta transformarlos. Los llamamos hidratos de carbono de absorción rápida.

Tenemos, por otra parte, los carbohidratos de absorción lenta, que serían los cereales integrales como el arroz o el trigo. Debemos transformar estos nutrientes para poder utilizarlos pero no nos cuesta demasiado esfuerzo porque la base de su composición es la glucosa. Pero requieren un cierto tiempo de digestión y asimilación porque son algo más pesados, no contienen tanto líquido y su nivel de glucosa es mayor que los de absorción rápida.

En estos últimos años, nos hemos estado alimentando a base de cereales o azúcares refinados. Hemos eliminado una parte importante de estos nutrientes para quedarnos sólo con la glucosa (el almidón). Esto ha hecho que los alimentos que antes tardaban un poco más en ser digeridos ahora se haga demasiado rápido, se asimilan como si fuesen de digestión rápida, pero aportando mucha más cantidad de glucosa.

Nuestro organismo tiene un problema con este exceso de nutrientes en tan poco tiempo, provoca una alteración de los niveles de glucosa en sangre y debemos evitarlo almacenándolos como grasa corporal si no podemos utilizarlos de manera inmediata. Éste es uno de los inconvenientes de digerir demasiado rápido el almidón de los cereales refinados.

Por este motivo será más recomendable utilizar cereales no refinados porque conseguimos que los niveles de glucosa en sangre no aumenten de forma tan rápida. A no ser que practiques algún deporte donde necesites grandes cantidades de esa glucosa de forma rápida, porque entonces es muy posible que sí te interese utilizar esos cereales refinados, porque aportan lo que tu cuerpo necesita. Si no haces deporte de forma intensa, tus músculos no van a gastar ese aporte adicional de nutrientes y tendrás que almacenarlos como grasa.

Tenemos otro órgano en el cuerpo que también consume glucosa de forma rápida, el cerebro. Somos las primeras generaciones de la historia que no trabajamos utilizando nuestros cuerpos, utilizamos nuestra inteligencia. Nuestra mente es rápida, no como nuestros intestinos que se alimentan de grasa. Nuestros pensamientos necesitan glucosa. Hay muchas formas de conseguir glucosa, pero la más rápida y eficaz es consumiendo hidratos de carbono. Igual que un deportista que utiliza sus músculos necesita la glucosa, es posible que si tu cabeza tiene que pensar rápido también la necesite.

¿Crees que debes eliminar los hidratos de carbono de tu dieta? Son necesarios, debes ajustar la cantidad para que no te falten nunca en tus actividades diarias. No tiene sentido comer proteínas que cuesta mucho de digerir para convertirlas en glucosa cuando comiendo carbohidratos podemos conseguirla con menos esfuerzo. No debes comer en exceso, es mejor tomar poca cantidad en muchas comidas para que no aumente demasiado los niveles de glucosa en sangre. Y para que puedas digerir los hidratos de carbono de una forma más lenta un poco de aceite te pueda ayudar.

Grasas

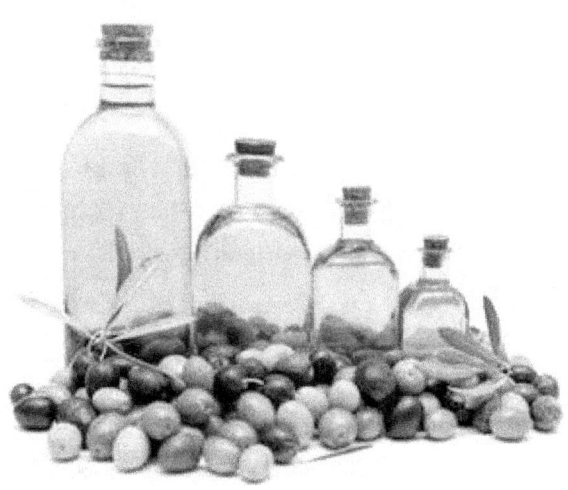

Parecen ser las culpables de todos nuestros males y las eliminamos de nuestras dietas porque son las que más calorías aportan. Pero todos sabemos que son necesarias porque aportan nutrientes esenciales para la vida. Necesitamos las grasas para la piel, para el pelo y para nuestras articulaciones, pero también para quemarlas y obtener energía. Tenemos una forma más lenta de asimilarlas y también las quemamos de una forma más lenta.

Un aceite o una grasa de calidad que no sean refinados, ni alterados químicamente, son nutrientes indispensables en nuestra alimentación. No ingerirlos y hacer que nuestro cuerpo tenga que transformar otros alimentos en grasas es un esfuerzo que podemos ahorrar si los consumimos directamente. La grasa que comemos no tiene por qué engordarnos, si nuestro cuerpo la puede digerir y asimilar, porque vamos a utilizar sólo lo que necesitamos, el resto podremos eliminarlo sin problema.

Cuando ingerimos lípidos, nuestro estómago automáticamente hace que la digestión se alargue. Entiende que necesita mucho más tiempo para poder asimilarlos. Esto, que parece que puede ser un problema para nuestro aparato digestivo porque le obliga a trabajar más tiempo, es positivo en el caso de consumir nutrientes como la proteína o ayudar a hacer un poco más lenta la absorción de los hidratos de carbono. Pero debemos vigilar cuando ingerimos demasiada cantidad de grasa (o aceite) en una comida, porque si justo después debemos hacer ejercicio o irnos a dormir no podremos hacer bien su digestión y esto nos puede provocar tener que almacenarla como grasa mala.

Pero ingerir la grasa bien combinada, en una dieta equilibrada y teniendo en cuenta el tiempo de más que tardamos en asimilarla no nos va a engordar más que otros alimentos. Ya te dije que el motivo por el que la grasa aporte más calorías que los otros nutrientes es consecuencia de que fuera del cuerpo arden fácilmente, pero esto de lo que nos avisa es que son de más lenta absorción y más lenta utilización.

Es diferente la grasa que consumimos de la grasa que acumulamos, y es diferente la grasa mala que almacenamos que la grasa buena, aunque muchas veces las confundamos.

*La **grasa que ingerimos** se puede transformar en glucógeno o en grasa buena para reserva energética, y también la utilizamos para reponer el tejido de la piel, las articulaciones o el pelo.*

***Grasa buena** es la que nuestro cuerpo decide almacenar porque la va a utilizar.*

> **Grasa mala** es esa sustancia que no hemos podido digerir bien y que estamos obligados a almacenar. Solemos hacerlo fuera del músculo. Cualquiera de los nutrientes se puede convertir en grasa mala.
>
> **Grasa visceral** es la que almacenamos para poder asimilar alimentos de difícil digestión. Esta acumulación de grasa está relacionada con problemas cardiovasculares porque quien tiene mucha grasa visceral es señal de que lleva una dieta de exceso de alimentos que no puede digerir y esto puede provocar esos problemas de salud.

Proteína

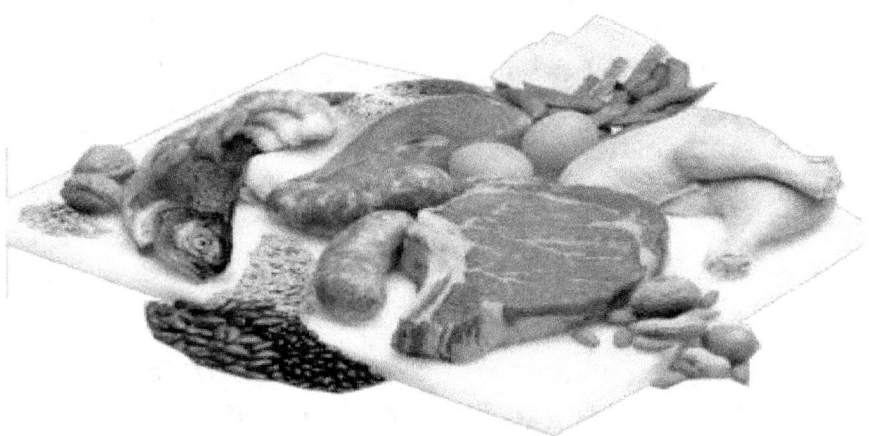

Actualmente se piensa que las proteínas son la solución a todos nuestros problemas de sobrepeso, que nos pueden ayudar a quemar la grasa y que deberían ser la base de nuestra alimentación, pero no pensamos en el gran esfuerzo que supone tener que asimilarlas.

Casi siempre que encontramos proteínas en la naturaleza están mezcladas con grasa o con aceite. Sea bueno o malo, engorde o no, ésta es la forma habitual que nuestros antepasados se acostumbraron a consumirla. La carne, el pescado, los frutos secos, la leche, los huevos... todos tienen un alto contenido en proteína y también en grasas. De hecho, es nuestra forma principal de conseguir grasa o aceite, a través de los alimentos proteicos. La proteína sabemos que es un nutriente difícil de digerir, necesitamos mucho más tiempo y más esfuerzo en asimilarla, y esa cantidad de grasa que contiene hace que la digestión sea más lenta y podamos realizarla mejor.

¿Qué crees que puede pasar si tomas leche desnatada? Si el estómago no detecta la grasa de la leche, va a hacer la digestión de este alimento como si fuera un zumo, la va a hacer de forma rápida porque sólo detectará la lactosa (parecida a la fructosa de la fruta), líquidos y sales. Esto provocará que, al llegar a nuestros intestinos, la proteína de la leche no esté bien digerida y que no podamos asimilarla, al menos no tan bien como si hubiese tenido su grasa natural y hubiese estado el tiempo necesario en el estómago. El resultado es una sustancia mal digerida que nuestro cuerpo no sabe qué hacer con ella y que puede provocar problemas físicos y/o que tenga que acumularla como grasa "mala". Por culpa de querer digerir demasiado rápido la proteína de ciertos alimentos volvemos a tener el problema de un nutriente mal digerido en nuestros intestinos.

Nuestros antepasados parece que esto lo tenían muy claro. Cuando comenzaron a cultivar legumbres, que contienen proteína, a la hora de cocinarlas les añadían grasa. Tenían claro que era la forma de digerirlas mejor. Ahora seguimos haciéndolo, a no ser que estés a dieta y decidas comer las legumbres sin aceite, o comerlas en frío, en ensalada, como si fuesen verduras de fácil digestión. No pensamos que esto puede ser una "bomba" para el intestino, y no sólo a nivel de gases, que también, sino de proteínas digeridas de forma demasiado rápida y que el intestino no puede asimilar.

Pues esto es lo que nos pasa en casi todas las dietas cuando contamos las calorías. La grasa siempre nos sobra, porque hace subir el valor calórico de los alimentos, pero no pensamos en que esa grasa nos ayuda a asimilar mejor ciertos nutrientes. Ingerir alimentos light o desnatados, carnes sin grasa, comer sólo las claras de los huevos... todo eso que hacemos de forma habitual en nuestras dietas, puede estar sobrecargando nuestros intestinos. Es cierto que hará trabajar menos al estómago, porque al no detectar grasa irá más rápido, pero tendremos un producto que hemos digerido rápidamente sin hacer el proceso necesario para poder asimilar la proteína. Supondrá un sobreesfuerzo para nuestro aparato digestivo que a la larga puede provocar serios problemas. Queremos consumir la proteína de forma rápida, pensando que así no nos hará engordar tanto y además podremos ingerir más cantidad porque al eliminar la grasa parece que llena menos.

¿Te pueden ayudar a adelgazar las dietas a base de proteína?

La proteína es necesaria, pero en pequeñas cantidades y con su grasa natural, pero nuestro cuerpo no necesita utilizar la proteína como fuente de energía, la utiliza para reponer tejidos, para las hormonas y para muchas funciones del cuerpo pero no para quemarlas. Esto solamente lo hace cuando no hay ni hidratos ni grasa para conseguir glucosa, porque transformar la proteína en energía es un esfuerzo demasiado grande para nuestro organismo.

Alimentarnos a base de proteína te puede ayudar a adelgazar igual que si dejas de comer, porque es como si no introdujeras alimentos que produzcan energía, pero aún peor, porque debes hacer un esfuerzo en digerirlas y asimilarlas. La proteína es muy poco eficiente y por eso se utiliza para perder peso rápidamente. Es una forma de comer sin alimentar. Es la manera de saciar tu mente y no nutrirte. Consumes alimentos que tardan mucho en hacer la digestión y que te hacen sentir lleno/a, para después no alimentarte, no aportar energía suficiente para las funciones principales. Por eso se utiliza en muchas dietas, pero te ayuda a perder peso exponiendo al cuerpo a un esfuerzo añadido.

El hígado deberá trabajar en exceso para transformar la proteína en glucosa y supone malgastar energía que podríamos ahorrar consumiendo pequeñas cantidades de hidratos o de aceite.

¿No tiene más sentido acostumbrarte a comer menos o intentar tener un cuerpo más eficiente que necesite menos nutrientes? ¿No será mejor comer lo que realmente necesitamos aunque sea poca cantidad y no nos llene?

Es cierto que la comida tiene un fuerte componente emocional, que mediante la dieta saciamos estados de estrés, de tensión o de malestar pero cuando decidimos hacer una dieta para adelgazar, debemos intentar cubrir estas necesidades psicológicas de otra manera. Buscando actividades que te hagan descargar toda la adrenalina, como golpear un saco de boxeo, o relajarte haciendo meditación, o haciendo un trabajo de crecimiento personal para no tener que recurrir a los alimentos como forma de terapia. La comida no debería cubrir ese gasto de energía, no si lo que pretendes es perder peso.

Cada nutriente sirve para cosas diferentes. Tenemos un cuerpo tan eficiente que si le falta alguno, puede ayudarse de otros para convertirlos en lo que necesite, pero esto requiere un gran esfuerzo. Es un esfuerzo que hace gastar calorías y que es del que se aprovechan todas las dietas que nos hacen perder peso de manera rápida.

Ingerir sólo proteína, comer sólo fruta o verdura o cualquier otro alimento "milagroso" como la base de nuestra dieta es una forma de no ayudar a nuestro organismo.

Sabemos que necesitamos proteína para ciertas funciones, las grasa para otras y los hidratos para otras diferentes. Como solemos tener en cuenta las calorías nos parece que todos los alimentos son iguales si tienen el mismo valor calórico, pero no tienen nada que ver, ni la forma de digerirlos ni la manera de utilizarlos.

Contar el gasto calórico de todo lo que comemos como si todo lo quemáramos para crear energía es como si en un coche midiéramos la cantidad de aceite para el motor, el líquido de frenos y el anticongelante junto con la gasolina para decir el gasto total de combustible. El coche necesita otros productos, aparte de la gasolina, para poder funcionar, pero no los contamos para saber el consumo de carburante cada 100 Km. No tendría sentido sumarlos todos juntos para saber cuánto gasta porque sólo la gasolina es la que produce el movimiento del motor. Pues algo así hacemos al sumar todas las calorías de lo que comemos como si todo lo convirtiéramos en energía, como si nuestro cuerpo no necesitara nada más que calorías para vivir.

¿Por qué para la gente que quiere coger volumen muscular es tan importante consumir grandes cantidades de proteína?
Porque es la forma de ir en contra de la lógica del cuerpo. Si haces ejercicios de fuerza donde agotas las reservas energéticas y sólo consumes proteínas, éstas serán las que tengas que utilizar para realizar la actividad, aunque tu cuerpo no quiera. Las proteínas son menos efectivas que las grasas y también menos que los hidratos (aunque fuera del cuerpo produzcan las mismas calorías).
Gastamos muchas calorías en transformarlas en glucosa para mover nuestros músculos. La forma de adaptarnos a este problema es

acumulando mucha más cantidad de proteína en los músculos, porque una parte de esa reserva tiene que utilizarla para convertir la proteína en glucosa. Si almacenara glucógeno, no haría falta esa transformación y tendría que acumular menos cantidad de nutrientes, pero entonces no aumentaría tanto el volumen del músculo.

¿Qué quiere decir esto? Que consumir grandes cantidades de proteína es ir en contra del organismo, porque le obligamos a utilizar este nutriente para obtener energía cuando es el menos rentable de todos. Mayor esfuerzo en digerirlo, un gasto extra en transformarlo en glucosa y además produce menos calorías y menos rendimiento. Por eso, en un principio, parece que nos ayuda a perder peso, por el esfuerzo al que sometemos al cuerpo, pero lo que estamos creando es un cuerpo menos eficiente que a la larga nos hará engordar o incluso enfermar.

¿Cómo se alimentaría tu cuerpo?

¿Cómo actuaría tu cuerpo si pudiera escoger lo que come? ¿Crees que intentaría utilizar la proteína como si fuesen hidratos, o los hidratos como si fuesen grasas? ¿Haría una dieta de menos calorías de las que necesita?

Imagínate que tuvieras que realizar una competición importante, ¿cómo te alimentarías antes de la carrera?
¿Comiendo más de lo que necesitas? (Para tener más energía).
¿Comiendo menos de lo que necesitas? (Para pesar menos).
...¿O comiendo justo lo que necesitas?...
Puede ser que tengas que comer menos grasas, menos cantidad de alimentos o menos dulces pero nunca menos nutrientes de los que necesitas.

1. Que tu alimentación aporte siempre los nutrientes que necesitas y cuando los necesitas.

Ésta es la mejor forma de no tener que acumular grasas. Que a tu organismo no le haga falta ni almacenar nada ni coger nada de sus reservas energéticas.

Comer poquito cada poquito. La dieta debe cubrir nuestras necesidades y como estamos todo el día activos, como mínimo despiertos, deberíamos estar todo el día comiendo. Comer cada dos o tres horas sería un ideal, para poder comer poca cantidad, esperar a digerir todo bien y cuando falte energía volver a comer. Si tus actividades diarias te lo permiten, ésta debería ser tu forma de comer para poder eliminar los kilos que te sobran.

Eso de comer un primer plato, un segundo y un postre puede estar bien si vas a estar 6 horas sin comer, si no tienes opción de comer en ese tiempo y además vas a realizar esfuerzo físico. Pero si no es el caso, si tienes opción de hacer más de 5 comidas por día, no necesitas hacer una comida tan abundante.

2. Intenta que todo lo que comas lo puedas digerir.

Es mucho más importante que contar las calorías que ingieres. Vigila no mezclar demasiados nutrientes en una misma comida, no comer hasta llenarte, masticar bien, comer despacio, buenos alimentos…

Entrena tu aparato digestivo a digerir y a asimilar todo lo que comes. Deberías ingerir los alimentos que te aportan más energía y más nutrientes solos, sin acompañarlos de nada más, para que tu organismo pueda digerirlos bien. Come poquita cantidad y deja pasar el tiempo necesario para que asimiles todos los nutrientes. De esta forma es muy posible que cada día necesites comer menos cantidad de alimentos pero que obtengas mayor cantidad de nutrientes, porque tendrás un aparato digestivo más eficiente.

Si dejas de comer, o si pasas muchas horas sin hacerlo porque te saltas alguna comida, tus intestinos se debilitan, pierden fuerza, parecido a lo que les puede pasar a nuestros músculos si no hacemos ningún tipo de actividad durante mucho tiempo. La opción de comer menos de lo que necesitas o de hacer sólo una o dos comidas al día o de comer sólo un tipo de alimento, no nos ayuda a adelgazar a largo plazo. Nuestro aparato digestivo se acostumbra a trabajar poco, pierde esa fuerza vital que es la que necesitas para eliminar la grasa «mala», y además, cuando volvemos a realizar una dieta que sí que cubre nuestras necesidades no está preparado para asimilar todo lo que comemos y esto provoca malestar, enfermedades o que engordemos más (el efecto rebote de las dietas que se basan en comer menos de lo que necesitamos).

Deberás evitar los productos que se digieren demasiado rápido, como los cereales refinados, el azúcar o los productos light. Mejor asimilar este tipo de alimentos de forma lenta, al ritmo que necesita nuestro organismo. También me refiero a consumir batidos que aportan grandes cantidades de nutrientes, como batidos proteicos. Si tu organismo se acostumbra a obtener este nutriente de una manera tan fácil, como es en una bebida, es muy posible que después no pueda asimilar la proteína cuando la consumes en alimentos como la carne o frutos secos o legumbres, porque le costará mucho esfuerzo digerirlos. No es una buena opción hacer demasiado fácil la obtención de nutrientes que nuestro cuerpo no va a utilizar de manera rápida, puede derivar en problemas en el hígado y riñones por intentar disminuir la gran cantidad de proteína que circula por la sangre.

La glucosa sí que la podemos utilizar de forma rápida, para nuestros músculos y para nuestro cerebro, pero la proteína no. No podemos tener grandes cantidades de ella en la sangre, debemos acumularla o expulsarla y en una dieta lógica no deberíamos ingerir nutrientes con el objetivo de acumularlos o de no utilizarlos.

3. No tener que transformar ningún nutriente en otro.

Tenemos todo tipo de alimentos en los supermercados. No tenemos por qué forzar a nuestro organismo a convertir la proteína en glucosa, por ejemplo, porque ya tenemos muchas formas más eficientes de conseguir la glucosa. Hoy en día tenemos gran variedad de alimentos durante todo el año como para poder alimentarnos de lo que realmente necesitamos en cada momento, sin tener que obligar a nuestro cuerpo a transformar unos en otros.

4. Tu alimentación debería tener en cuenta dónde y cómo acumulas la grasa.

Si tiendes a acumular grasa en el vientre, si tienes un poco de barriga, es debido a que tienes que hacer digestiones muy pesadas. Deberías encontrar qué te está provocando que tengas que gastar mucha energía en asimilar lo que comes. Puede ser por culpa de ciertos alimentos, o porque comes demasiado, o por la forma de combinarlos...

Si sólo tienes grasa en el vientre es porque te cuesta mucho digerir pero al final estás asimilando todo lo que comes, aunque sean alimentos pesados. Es posible que puedas seguir comiendo más o menos lo mismo pero combinando un poco mejor los alimentos o comiendo menos cantidad. Pero, si tienes grasa en el vientre y

61

también en otras partes del cuerpo (o en todo el cuerpo), es porque no digieres bien y tampoco estás asimilando bien. No tienes la energía suficiente para eliminar los nutrientes que no necesitas. Es señal de que lo que comes no te está sentando nada bien y deberías modificar toda tu dieta.

5. No comer alimentos para "matar" el hambre.

El objetivo debe ser aprender a comer sólo lo que necesitas. Consumir alimentos que sacien el hambre pero que no necesitamos no tiene lógica para nuestro organismo, aunque sí para nuestra mente. Comemos de más cuando estamos nerviosos, deprimidos… Una buena alimentación basada en la lógica del cuerpo debe enseñarnos a digerir y a asimilar sólo lo que necesitamos, ni más ni menos.

Si tu intención es perder peso no puedes cubrir las necesidades psicológicas con la alimentación, debes buscarte otros recursos, y dejar que la dieta sea sólo para aportar nutrientes y energía. Debes disfrutar de ella, y esto te sentará bien a nivel mental, pero no debería significar que tengas que comer cada vez que tu cabeza te diga que tienes hambre.

Aprende a controlar el hambre, porque no siempre que tienes hambre es porque te faltan nutrientes. En muchas ocasiones es el estómago el que te pide comida porque está acostumbrado a trabajar de más. Igual que un músculo o un cuerpo acostumbrado a hacer mucho ejercicio físico no puede estar sin moverse, nuestro aparato digestivo si está acostumbrado a grandes comidas te va a pedir ingerir más cantidad de alimentos aunque no te hagan faltan. Es algo que debes reeducar por tu salud y por tu peso. Comer poquito y dejar pasar dos o tres horas hasta volver a comer aunque tengas hambre, aunque te apetezca picar algo, aunque tu estómago te intente decir que te falta energía. Debes intentar superarlo y acostumbrar a tu aparato digestivo a comer menos, poco a poco se irá adaptando a este tipo de alimentación.

Acostumbrar a nuestro aparato digestivo a comer de más, aunque sea fibra o alimentos bajos en calorías que parece que no engordan pero que no los necesitamos, es un paso más para que cuando dejemos de hacer dieta sigamos comiendo mucha cantidad de alimentos. Debemos acostumbrar a nuestro organismo a comer poco, lo justo, lo necesario, y esto requiere un gran esfuerzo para las personas que están acostumbradas a comer todo lo que quieren. Requiere tener que pasar hambre de vez en cuando y ser una persona mentalmente fuerte.

La forma de cubrir los problemas psicológicos a través de la dieta debería ser confiando en que lo que estás comiendo es lo que necesitas, ni más ni menos. Si esto lo tienes claro, si te convences que con una dieta basada en pocas cantidades y muy a menudo es suficiente para cubrir las necesidades nutricionales de tu día a día, esto debería servir para hacerte mentalmente fuerte y no comer más de lo que necesitas.

*Mundo animal

No me gusta poner ejemplo de animales y traspasarlo a los humanos porque no somos iguales, pero creo que esta reflexión te puede ayudar a entender mejor el tipo de dieta que debes seguir.

Hay montones de discusiones abiertas sobre si debemos o no tomar leche, o si no somos carnívoros... Pero lo que me parece más curioso del mundo animal y que creo que no se suele tener en cuenta es que los animales carnívoros no comen todos los días.

La mayoría se llegan a pasar semanas o incluso meses sin comer. En cambio un herbívoro suele comer todos los días y además muchas veces, de hecho parece que nunca paran de comer.

Un oveja, una vaca, un caballo, mientras que tenga hierba, están comiendo todo el día, poquito a poquito. En cambio, un león, un tigre, un zorro o un lobo no comen todos los días (me refiero a los que viven libres, no los del zoológico). Se pasan días sin comer. Cuando cazan comen gran cantidad de carne y ésta les sirve para muchos días, y durante ese tiempo les basta con beber agua.

PROTEINA ANIMAL

Yo creo que el ser humano no es carnívoro, y que no necesita la proteína animal para vivir, aunque sí nos ha hecho falta para sobrevivir. Somos la única especie que cocina los alimentos. Gracias a esto hemos podido adaptarnos a vivir en cualquier parte del planeta.

La proteína animal de la carne o incluso la del pescado nos cuesta mucho digerirla. No nos aporta calorías de forma rápida, todo lo que nos aporta es a largo plazo. Podemos tardar en digerir un gran trozo de carne más de 24 horas, desde que lo comemos hasta que lo expulsamos (incluso estando cocinado). Cuando comemos carne obtenemos sus nutrientes muchas horas después de consumirlo. Es un buen alimento para estar muchas horas sin comer, y por eso ha sido un buen recurso para pueblos nómadas (del desierto o de la nieve) o zonas de montaña, o en zonas donde no se podían sembrar cereales o legumbres (ni comprarlos). Gracias a que hemos aprendido a cocinar la carne hemos podido sobrevivir en muchos lugares del planeta donde no podíamos comer todos los días y donde no podíamos alimentarnos de aquello que más nos convenía, como los vegetales.

Cocinada o no, la proteína animal de la carne, el pescado o el huevo no es necesaria en nuestra sociedad que nos alimentamos varias veces al día. No tiene sentido comer alimentos para obtener energía a las 24 horas después. Podemos cubrir nuestras necesidades de proteína con otros muchos alimentos de más fácil digestión como los cereales integrales o los frutos secos. Muchas verduras tienen hierro. Podemos obtener calcio de otras muchas fuentes vegetales como el sésamo o las almendras, no nos hace falta beber leche. Y tenemos los aceites vegetales que nos pueden aportar los mismos nutrientes que la grasa animal.

La carne no es un alimento que vaya con nuestra forma de vida sedentaria. Nos hemos acostumbrado a consumirla a diario en estos últimos 50 años, antes no lo hacíamos. Quizás por miedo a no estar bien alimentados, para que no nos falten nutrientes, hemos pensado que mejor comer de todo, y hemos diseñado una dieta con un primer plato de hidratos de carbono, un segundo con carne o pescado y un postre con azúcar y grasa, así parece que comiendo de todo no nos faltará de nada. Pero, paradójicamente, parece que somos la sociedad a la que más nutrientes nos faltan. Tenemos anemia, falta de calcio, de vitaminas... ¿por qué si comemos de todo? Porque lo mezclamos todo y al final no asimilamos ni la mitad de lo que ingerimos.

Lo que no tiene sentido es comer de todo, todos los días en todas las comidas. Si comemos proteína animal en tres de las comidas que hacemos al día puede provocar que saturemos nuestros intestinos y perjudicará a la asimilación de los otros nutrientes. Aunque consumas grandes cantidades de hierro o de calcio en tu dieta, tu cuerpo no podrá absorberlos porque estará saturado.

En nuestras dietas nos hemos acostumbrado a comer la carne mezclada con hidratos de carbono de absorción rápida como el pan, la pasta, las patatas o con un postre con azúcar. Esto ayuda a que podamos digerirla más rápido pero esto hace que nuestros intestinos tengan un problema para asimilar la proteína «mal» digerida. Hay personas que tienen el aparato digestivo más fuerte y esto no les afecta demasiado pero otras, de intestinos más débiles, tendrán un serio problema que les puede hacer engordar (y puede que enfermar).

Esto no quiere decir que la carne tenga que engordarte más o menos que otros alimentos, sólo que nuestra forma de asimilar sus nutrientes es muy diferente y no se suele tener en cuenta en las dietas. Habrá personas a las que no les afecte comer proteína animal o incluso que les vaya bien con su actividad y su forma de vida, pero a una parte de la población, el consumir carne todos los días, les provoca serios problemas de salud porque nuestro aparato digestivo no está preparado para asimilar la proteína animal.

Solemos comer unas tres o cuatro veces al día. Tener una alimentación a base de carne no tiene demasiado sentido en una dieta lógica porque no vamos a estar un día entero sin comer, y tampoco solemos tener cuatro o cinco horas libres sin hacer nada para poder digerir bien la proteína animal (como hace cualquier animal después de cazar). Si ya comemos cereales, frutos secos, verduras, aceite... no necesitamos alimentos de origen animal, y mucho menos si no te mueves, trabajas en una oficina, llevas una vida sedentaria... (A no ser que practiques un deporte de fuerza donde necesites reponer gran cantidad de tejido muscular). Dentro de la dieta lógica deberíamos descartar la carne, el pescado y el huevo. Si crees que necesitas este tipo de nutrientes cómelos solos, sin pan, sin nada más, pequeñas porciones, como mucho una vez al día, asegúrate de que tienes tiempo de digerirlos bien.

En una buena dieta deberíamos eliminar los extremos. Con esta misma lógica, la de intentar no consumir los alimentos que tardan mucho en digerirse y en aportar energía, también debemos evitar los nutrientes que se digieren demasiado rápido y aportan energía demasiado rápido. Me refiero al azúcar. No a la glucosa que pueda aportar la fruta, sino a los alimentos azucarados. Ya sean zumos azucarados, o pasteles, o chocolates con azúcar, o cualquier producto que tenga un alto contenido en azúcar.

Si realizamos cinco comidas al día, debería ser fácil ajustar la dieta para que nunca nos falte glucosa durante el día. Comiendo hidratos de carbono de absorción lenta deberíamos cubrir las necesidades energéticas de nuestras actividades diarias sin problema, sin tener que recurrir a alimentos de «emergencia», de esos que nos aportan una dosis de glucosa de forma instantánea. También incluyo, en estos alimentos «rápidos», las harinas refinadas, como el pan blanco o la pasta o claro está, los pasteles, que mezclan harinas refinadas con azúcar. No podríamos decir que el motivo es porque engorden más que otros alimentos, sino que sus nutrientes se obtienen demasiado rápido.

La base de una dieta en la que realizamos más de cuatro o cinco comidas por día y donde no practicamos actividades deportivas de gran desgaste físico deben ser los cereales integrales y legumbres para aportar energía, acompañadas de frutas, verduras, semillas, aceite y sal que aporten los micronutrientes que complementen a la dieta. No interesa comer demasiada proteína porque no nos servirá para producir energía, sólo la necesaria para las funciones propias de este nutriente.

Éstas deberían ser las pautas básicas de una dieta para adelgazar. Con esta alimentación nos aseguramos el no acumular más grasas porque todo lo que comemos lo podemos digerir y asimilar. Y como ingerimos lo que necesitamos y cuando lo necesitamos conseguimos aumentar nuestra energía vital que será la que a largo plazo nos ayudará a eliminar las grasas que teníamos acumuladas. Encontrar la dieta perfecta es todo un problema de lógica, porque ésta debe equilibrar tu genética, tus emociones y tus actividades. Esto supone que hay infinidad de factores que debes contrarrestar con tu alimentación. Olvídate de las calorías y de alimentos milagrosos y utiliza la lógica, no la de tu mente sino la de tu cuerpo.

Creo que cometemos un error al pensar que debemos ir al gimnasio a quemar las calorías que hemos comido de más o que tenemos acumuladas en forma de grasa. No es cierto que el que come más tiene más energía, aunque haya consumido mucha cantidad de calorías. Recuerda el ejemplo del coche que llena las garrafas del combustible que le sobra en la baca y que no puede utilizarlo para moverse. Piénsalo, el día que comes de más, ¿tienes más ganas de correr o de ir a trabajar o de estar activo? Verdad que no. De lo que tienes ganas es de no hacer nada porque tu organismo está haciendo un gran esfuerzo en digerir toda esa cantidad de alimento y provoca esa bajada de energía que nos hace estar más cansados. Ni siquiera al día siguiente de comer en exceso tenemos más fuerza o más calorías para quemar, porque ese alimento de más que hemos consumido lo acumulamos como grasa y en ese momento deja de ser una reserva "energética" porque ya no podemos utilizarlo como fuente de energía para movernos.

Tenemos menos energía para nuestras actividades cuando comemos menos de lo que necesita nuestro organismo. Esto puede provocar que a corto plazo perdamos algunos kilos, (aunque no eliminaremos la grasa mala de nuestro cuerpo), pero cuando volvamos a comer lo que nuestro cuerpo necesita engordemos más, porque debemos compensar esa falta de energía que nos provocó ese tipo de dietas. Pero comer mucho más de lo que necesitamos también puede provocar los mismos efectos. Primero, por la pérdida de energía que supone tener que digerir mucha cantidad de alimentos, y segundo, porque no podremos asimilar todos los nutrientes que ingerimos y no estaremos bien alimentados aunque hayamos consumido mucha cantidad de calorías.

Por todo esto, nuestro esfuerzo no debería estar enfocado en buscar alimentos milagrosos o en dietas rápidas, sino que deberíamos dedicarnos a buscar la alimentación que aporte **justo** lo que nuestro cuerpo necesita. Ese es el trabajo difícil, conseguir que nuestra dieta aporte todos los nutrientes que necesitamos y que podamos digerirlos y asimilarlos de una manera fácil, y al ritmo que requiere nuestro organismo (qué tipo de alimentos, cómo cocinarlos, a qué hora comerlos…). Porque sólo cuando comemos lo que necesitamos es cuando tenemos la máxima cantidad de energía, que es la única opción para no engordar y para poder eliminar la grasa que nos sobra. Y, aunque esto se consiga de forma lenta, será la forma más saludable.

3. Actividad

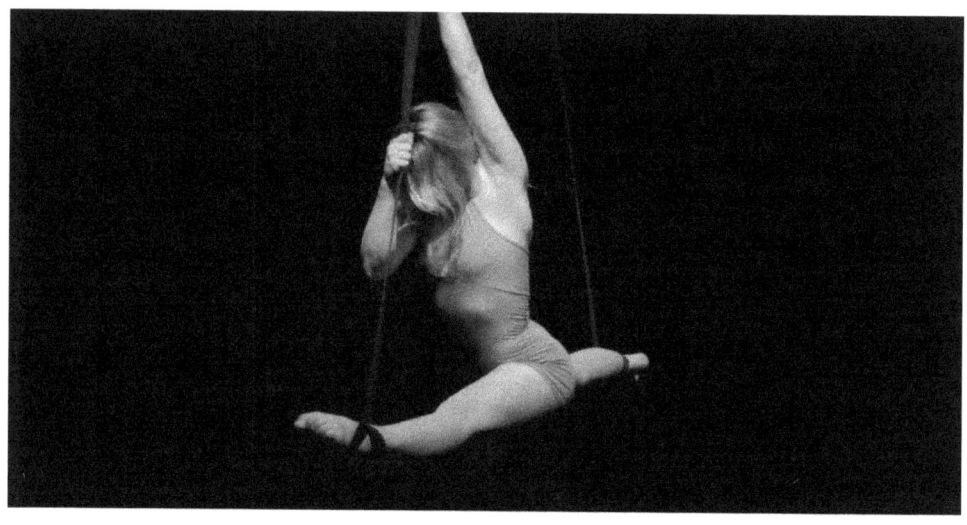

Tú piensas en salir a correr y quemar todos los nutrientes que puedas, pero tu cuerpo piensa en conservarlos

Nuestro cuerpo no puede dejar que una actividad que dura una hora al día agote todas sus reservas energéticas. Nuestra forma de adaptarnos al ejercicio físico siempre será intentando consumir menos nutrientes. Esto es lo que realmente nos interesa de cualquier actividad física, ya sea para adelgazar o para alto rendimiento, saber cómo se va a adaptar nuestro cuerpo para que ese ejercicio le haga gastar menos energía.

70

Cuando decimos que vamos al gimnasio a "quemar grasas" lo único que tenemos en cuenta son los cambios que sufre nuestro cuerpo durante la actividad, pero no pensamos en las adaptaciones que pueda tener a largo plazo. Esto nos hace escoger siempre los ejercicios que más calorías queman mientras los practicamos pero éstos no siempre son los mejores para perder peso porque sólo estamos teniendo en cuenta los cambios de nuestro cuerpo mientras se está moviendo y no los cambios que sufrirá una semana después.

Unas de las cosas que más me sorprendió cuando comencé a captar información para escribir este libro fue el comprobar que sólo las personas que quieren perder peso son las interesadas en quemar muchas calorías. En ningún deporte o actividad se busca gastar mucho. Siempre se intenta ser más eficiente, es decir, que cada día cueste menos esfuerzo moverse. Cualquier deportista de élite, esos que tienen los cuerpos que todos envidiamos, lo que intenta es adaptar su cuerpo a gastar menos. Los que nos dedicamos a la corrección postural, intentamos que nos cueste menos esfuerzo mantener la postura corporal. Uno de los objetivos principales del Tai-Chi es sentir y mantener la energía del cuerpo, pero no quemarla o malgastarla.

Después de investigar sobre este tema, he llegado a la conclusión de que no entendemos cómo funciona nuestro cuerpo cuando hacemos ejercicio físico para adelgazar.

Lo que sí podemos asegurar es que cualquier tipo de actividad física va a influir sobre la grasa "mala" que tenemos acumulada. Este tipo de grasa, la que nuestro cuerpo almacenó de forma obligada (porque no sabía qué hacer con esas sustancias mal digeridas), no la utilizamos para quemarla ni para generar movimiento, por eso, cuando practicamos cualquier tipo de actividad, la tendencia es dejar de almacenar esa grasa "mala" y eliminar las reservas que tenemos de ellas, pero no porque las quememos durante el ejercicio, sino porque no las necesitamos. Y como el ejercicio siempre supone conseguir tener un cuerpo más eficiente, que gaste menos energía, una de las adaptaciones a largo plazo será perder esa grasa acumulada que no necesita y que le molesta para moverse.

¿Por qué el ejercicio físico puede hacer que no acumulemos grasas?

Cuando nos movemos, nuestro organismo necesita utilizar mayor cantidad de nutrientes y de manera más rápida. Esto supone que no pueda utilizar las reservas de grasa porque son muy lentas (ni las grasas malas ni tampoco las buenas). Tienen que pasar por el hígado, transformarse en glucosa y después pasar a la sangre. Además, como producen el doble de calorías que los hidratos, si tenemos que quemar grandes cantidades de grasa en poco tiempo harían aumentar demasiado la temperatura corporal.

La opción que tenemos es utilizar las reservas de glucógeno. El glucógeno es nuestra forma de almacenar la glucosa y solemos hacerlo dentro del hígado o dentro del músculo. Cuando estamos habituados a hacer ejercicio físico un poco intenso, de ésos que nos hacen sentir agotados, nuestro cuerpo tiende a acumular más cantidad de glucógeno dentro del hígado. Éste va suministrando la glucosa que los músculos van gastando para no se queden sin energía.

Esto es lo que nos adelgaza. No porque quememos las grasas, sino porque necesitaremos almacenar glucógeno. Todo aquello que nos sobre de la alimentación será transformado en glucógeno y no en grasa, ni buena ni mala. Éste es el beneficio de la actividad física, no necesitar utilizar, durante el tiempo que te mueves, las grasas y como no las necesitas no las vas a acumular.

¿Cómo perdemos la grasa acumulada?

Ésta será tu pregunta, ¿no? Hemos visto cómo una buena dieta te puede ayudar a no acumular más grasa, y también que el ejercicio te puede ayudar a lo mismo. Pero, si tienes exceso de peso por acumulación de grasa, ¿qué debes hacer para eliminarla?

El gran beneficio de la actividad física es ayudarnos a aumentar nuestra fuerza vital. No sólo es que mejore nuestra fuerza muscular, sino que una persona adaptada al ejercicio físico tiene más energía. Puede conseguir que todos sus órganos internos funcionen de manera más rápida y eficaz (el hígado, los riñones, los intestinos...). Al aumentar la fuerza vital de nuestro organismo, éste podrá eliminar las grasas malas con más facilidad, ésas que acumuló en cierto día porque no tenía la energía suficiente para utilizarlas o para eliminarlas. No importa que al realizar la actividad quemes muchas o pocas calorías, ni que sea un trabajo de fuerza o de resistencia; cualquier ejercicio que suponga un esfuerzo para nuestro cuerpo, la forma de adaptarnos a él será ganando más fuerza en nuestros órganos encargados de suministrar los nutrientes y la energía, y esto hará que podamos perder la grasa acumulada de nuestro cuerpo, pero no durante el ejercicio sino a largo plazo, cuando nos adaptemos a él.

Observa estas imágenes.

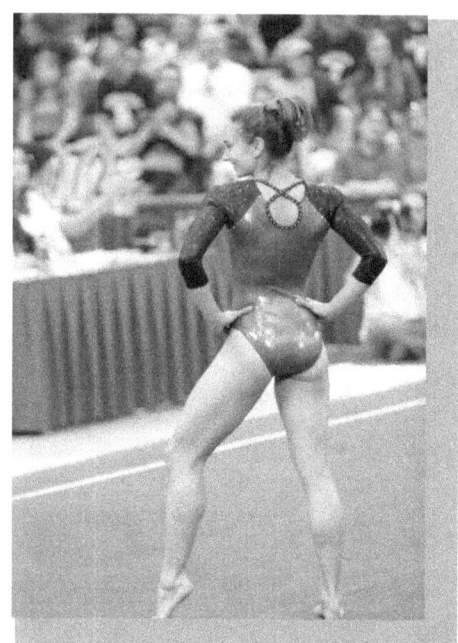

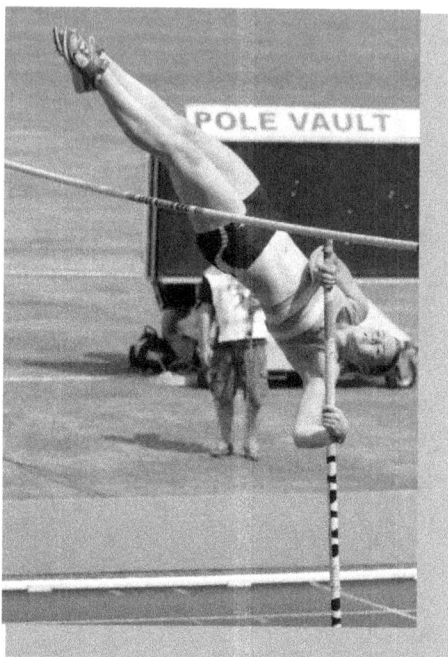

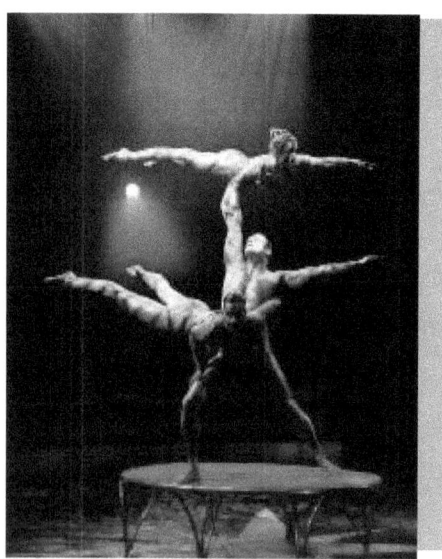

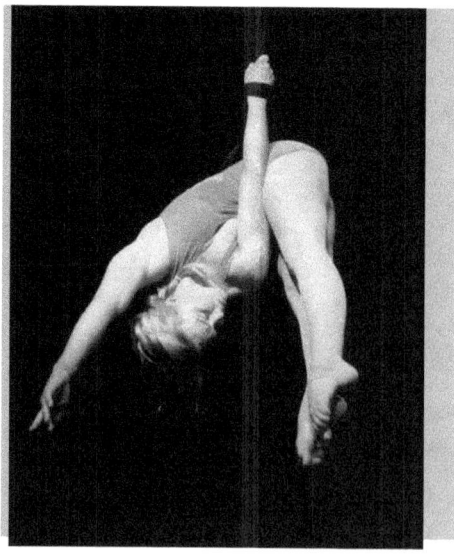

¿Qué tienen en común sus cuerpos?

Son deportistas de elite de diferentes modalidades. Necesitan la fuerza, la velocidad y/o la técnica. Todos trabajan con su cuerpo, gracias a él se ganan la vida y tienen que cuidar la alimentación y el entrenamiento. Lo importante para ellos es el movimiento de su propio cuerpo para realizar su actividad física. La fuerza que generan con sus músculos hace que su cuerpo se mueva y lo que podemos decir que tienen en común es la falta de grasa corporal. Todos se han adaptado a su actividad eliminando la grasa del cuerpo. Podemos confirmar que son personas que tienen mucha fuerza vital, gracias al deporte han conseguido tener un cuerpo con más capacidad para generar energía y esto les ha ayudado a perder la grasa corporal. Pero todos los deportes nos hacen aumentar esa energía vital aunque no todos nos hacen perder la grasa. Una de las características que debe tener una actividad física para que te ayude a eliminar la grasa corporal es que tu cuerpo sienta que perdiendo peso le va a costar menos esfuerzo realizarla. Esto parece obvio, pero muchas veces por realizar actividades que quemen muchas calorías nos olvidamos de lo que realmente importa.

Imagínate que eres una bailarina de ballet y tienes que entrenar para poder levantar tu pierna lo más alto posible, y esto lo haces muchas veces en cada sesión. Tu cuerpo tiene 3 formas de adaptarse a esta actividad, 3 maneras de hacer que cada día te cueste menos:

1. Hacer que los músculos que actúan para levantar la pierna ganen fuerza (los llamamos músculos agonistas).

2. Que la musculatura que impide el movimiento de levantar la pierna (antagonista) mejore la flexibilidad y ofrezca menos resistencia.

3. Tu cuerpo puede hacer que la pierna pese menos. Esto hará que sea más fácil levantarla. Vas a acumular menos grasa en la pierna y gastarás menos energía en moverla.

Si tu cuerpo detecta que perdiendo peso va a conseguir ahorrar energía para moverse, si la alimentación y las emociones se lo permiten, lo hará.

Una actividad que requiera el movimiento de todo el cuerpo provocará que vayamos perdiendo grasa corporal para pesar menos, incluso los músculos, aunque tengan que ser grandes y fuertes, lleguen a pesar menos.

Es algo que todos intuimos, si no me muevo engordo, pero si me muevo no engordo. Si consigues que tu cuerpo se adapte a moverse, que esto sea importante en tu vida, en tu día a día, adelgazarás. No importará que el ejercicio sea aeróbico o anaeróbico, ni que requiera de mucha fuerza o velocidad. Puede pasar con ejercicios casi estáticos o incluso de técnica o de precisión, es decir, que si perdiendo algo de peso te va a costar menos esfuerzo realizar un movimiento preciso o un ejercicio de habilidad adelgazarás, si es que necesitas adaptarte a estos ejercicios. En las fotos de ejemplo he escogido actividades que no consisten en quemar muchas calorías, pero aun así, estos deportistas, han perdido la grasa corporal, porque su objetivo es que su cuerpo se mueva o más rápido o con más precisión o con más facilidad.

No se adelgaza porque la actividad queme grasas, ni siquiera calorías, sino porque el organismo sabe que pesando menos gastará menos nutrientes.

También podemos aplicar la misma teoría a actividades que nos hacen adoptar posturas estáticas que requieran de un gran trabajo muscular, como tener que aguantar una pierna levantada, posturas de yoga, hacer una vertical... Podría citar montones de actividades que nos ayudan a perder la grasa corporal pero que descartamos de nuestras rutinas porque no nos hacen quemar muchas calorías, porque sólo nos interesan los cambios inmediatos que producen el ejercicio físico, no las adaptaciones a largo plazo.

¿Cómo nos adaptamos al ejercicio aeróbico?

El ejercicio aeróbico es un ejercicio de larga duración que se hace al ritmo de la respiración. Solemos verlo como movimientos cíclicos, como correr, nadar, bicicleta... Nos han vendido que son los únicos ejercicios que nos hacen adelgazar, porque son los únicos que nos hacen quemar grasas. Pero no, por suerte para nosotros no nos hacen quemar grasas, porque si no tendríamos que tener grandes reservas de ellas para poder realizarlos. Pero sí, sí nos pueden ayudar a adelgazar.

Lo importante de esta actividad es que tenemos que adaptarnos a consumir más cantidad de oxígeno. Todas aquellas personas que habitualmente realizan este tipo de ejercicio tienen músculos acostumbrados a quemar más cantidad de oxígeno que el resto de la población. Aumenta la capacidad pulmonar, el corazón gana fuerza para poder enviar más sangre (oxigenada) y más rápido a los músculos que tienen que moverse. Cuanto más adaptado se esté a los ejercicios aeróbicos, más cantidad de oxígeno se quemará y por lo tanto se gastarán menos nutrientes. Al no necesitar tantos nutrientes, no se acumularán, lo más importante será poder consumir más oxígeno

Este tipo de ejercicio hace quemar muchas calorías, pero no es porque queme muchos nutrientes o muchas grasas sino porque introducimos grandes cantidades de oxígeno. Es como cuando abrimos el tiro de la chimenea para que entre aire y comienza a arder el fuego mucho más fuerte (aunque haya la misma cantidad de combustible dentro). Dentro del cuerpo pasa igual, cuando aumentamos la cantidad de oxígeno conseguimos que los nutrientes que tenemos que quemar sean mucho más productivos, con menos cantidad generen más calorías, más movimiento, más fuerza.

Es posible que suene a una cosa fácil, adaptar el cuerpo a consumir más oxígeno pero no lo es. Requiere de un gran esfuerzo diario a base de muchos entrenamientos. Tu cuerpo debe sentir una y otra vez que se ahoga, que no puede más, y entonces intentará utilizar más oxígeno. Deberás realizar ejercicios aeróbicos casi todos los días para que sientas esos cambios, que son los que te pueden ayudar a perder peso. Que un día salgas a correr no va a alterar tu equilibrio corporal, esto sucederá cuando esa actividad se convierta en algo importante en tu vida.

¿Qué te pasa cuando empiezas a realizar una actividad?

Te ahogas, nada más empezar tu cuerpo necesita oxígeno y parece que no va a poder seguir moviéndose mucho tiempo. Te cansas rápidamente porque tus músculos agotan todas sus reservas energéticas. Cuando te mueves, lo primero que haces es utilizar las reservas musculares. Si te pones de pie, si subes 4 escalones, si corres 20 metros. Si en lugar de subir 4 escalones subes 50, agotas el glucógeno muscular y necesitas reponer los nutrientes a través de la circulación, entonces comenzamos a utilizar el glucógeno del hígado mezclado con el oxígeno de la respiración, que es un combustible más eficiente porque tiene más oxígeno. Ya no sientes que te ahogas, sino que respiras más rápido y que puedes aguantar más tiempo haciendo esa actividad.

El ejercicio aeróbico nos hace acumular más glucógeno dentro del hígado, para tener más reservas de glucosa que suministrar a la sangre durante el ejercicio y esto ayuda a no transformar lo que comemos en grasa. Esto se consigue después de muchos entrenamientos. Después de agotar muchas veces las reservas energéticas, nuestro organismo decide que necesita acumular un tipo de nutriente especial para utilizarlo en esos momentos de fatiga. Para esos momentos no nos sirven las grasas malas que hemos acumulado por una mala dieta y sedentarismo, necesitamos el combustible bien asimilado que hemos guardado dentro del hígado porque es la forma más rápida y eficaz de utilizarlo. Por eso, aunque tengas mucha grasa acumulada en tu cuerpo, no podrás aguantar mucho tiempo haciendo ejercicio, a no ser que hayas entrenado previamente.

Si además de hacerte quemar más oxígeno y convertir los alimentos en glucógeno (y no en grasas) este ejercicio implica el movimiento de todo el cuerpo impulsado por tus propios músculos, adelgazarás.

Este tipo de actividad hace aumentar mucho la temperatura corporal porque se generan muchas calorías por quemar grandes cantidades de oxígeno y porque se realiza durante mucho tiempo de forma seguida. Por este motivo el tejido adiposo, que en el caso de la gente sedentaria les ayudaba a protegerse del frío exterior, en las personas que practican ejercicios cardiovasculares de larga duración, les supone no poder eliminar el exceso de calor corporal tan rápidamente. Otro motivo más por el cual nos sobra la grasa corporal, para poder enfriar nuestro cuerpo más fácilmente cuando realizamos trabajos aeróbicos.

Por todo esto, un ejercicio cardiovascular, te puede ayudar a perder peso, pero no porque te haga quemar grasas mientras lo practicas. Eso será algo que hará tu cuerpo a largo plazo si se tiene que adaptar a este tipo de actividad.

> **CORRES PENSANDO EN QUEMAR CALORÍAS, PERO TU CUERPO PIENSA EN QUEMAR MÁS OXÍGENO, MENOS NUTRIENTES Y EN ENFRIARSE**

¿Cómo nos adaptamos al ejercicio anaeróbico?

Son los ejercicios de alta intensidad, relacionados con trabajos de fuerza y/o velocidad. El nombre indica que se realizan sin utilizar el oxígeno de la respiración.

Nuestro cuerpo siempre tiene oxígeno, cuando se queda sin él, muere. Es capaz de estar unos segundos, quizás unos minutos sin respirar, pero porque en la sangre y en los músculos tiene pequeñas reservas. Quizás podamos decir que este tipo de actividad se puede realizar sin respirar, porque en muchos casos no tienes tiempo de hacerlo, pero por ese motivo no podemos decir que se realiza sin oxígeno. Sería como decir que si estoy una semana sin comer mi cuerpo se mueve sin quemar nutrientes, pero realmente, lo que sucede, es que el cuerpo se mueve por las reservas energéticas que tiene acumuladas.

Tenemos actividades que se realizan con más oxígeno y por lo tanto menos nutrientes y otras que se realizan con menos oxígeno y necesitaremos utilizar más cantidad de las reservas energéticas. Esto sucede cuando el músculo sólo tiene tiempo de quemar los nutrientes que tiene dentro, hidratos o proteínas o incluso grasas, pero también el oxígeno que tenga de reserva dentro.

Podríamos decir que el trabajo aeróbico se realiza con los nutrientes que aporta la circulación sanguínea, y el anaeróbico es el que se realiza con las reservas de dentro del músculo, a veces con un mínimo aporte de nutrientes a través de la circulación o a veces incluso nulo (dependerá de si la actividad es de máxima fuerza durante pocos segundos, o de media intensidad y de algo más de unos segundos).

Hay varios motivos por los cuales el trabajo anaeróbico no puedes realizarlo durante mucho tiempo:

- El cuerpo agota sus reservas de nutrientes dentro del músculo rápidamente y no tiene tiempo de volver a cargarse a través de la circulación.

- Por el exceso de calor generado y que no podemos eliminar. Se queman muchos nutrientes en poco tiempo y genera tanto calor que no da tiempo a enfriarse. La sangre no tiene tiempo ni de aportar nutrientes ni de eliminar el CO_2 creado por los músculos durante este ejercicio. Esto nos obliga a respirar de forma acelerada para ventilar el cuerpo, refrigerarlo y eliminar los productos de desecho del músculo cuando finalizamos un ejercicio de alta intensidad. Es lo que nos hace pensar que el ejercicio se ha realizado sin oxígeno, porque al acabar respiramos muy rápido, pero más que respirar lo que realmente hacemos es resoplar, intentamos expulsar rápidamente el aire caliente. ¿No has sentido alguna vez que te quema el músculo cuando hacías un trabajo de fuerza?

La forma de adaptarnos al ejercicio anaeróbico es acumulando más nutrientes dentro del músculo. Un músculo más grande donde quepan más reservas energéticas. Más rápido, más fácil y más económico tener los músculos cargados de reservas para hacer ejercicios de pesas, fuerza, saltos o velocidad. ¿Por qué hacer mover combustible del hígado hasta el músculo si lo puedes tener dentro de este músculo? Es lo que todos sabemos, que si hago pesas, por ejemplo, mis músculos aumentan de volumen.

Puede suceder que el ejercicio sea tan rápido que no dé tiempo a coger el glucógeno del hígado y llevarlo al músculo, o puede ser que la actividad sea tan intensa que la fuerza que nos puede aportar el quemar mucha cantidad de oxígeno no sea suficiente. Cuando necesito que mis músculos generen mucha tensión necesito utilizar más cantidad de nutrientes. Puedo adaptarme a consumir grandes cantidades de oxígeno si la actividad que practico es de baja intensidad, pero ,por ejemplo, levantar una barra de pesas de muchos kilos no puedo hacerlo quemando mucha cantidad de oxígeno y poca de nutrientes, necesito quemar mucha cantidad de glucosa para poder generar más fuerza. Necesitamos un combustible que pueda generar más potencia. Se gastan más nutrientes que con una actividad aeróbica pero como se realizan con menos cantidad de oxígeno la combustión es menos productiva, se producen menos calorías y por eso pensamos que estas actividades no son buenas para perder peso.

Todos sabemos que este tipo de actividad nos puede ayudar a aumentar la masa muscular, agotamos las reservas de dentro del músculo en cada entrenamiento y cuando nos alimentamos reponemos los nutrientes gastados pero aumentando un poquito más las reservas energéticas de dentro del músculo para poder soportar el entrenamiento que hicimos el día anterior. Así cada día nos cuesta menos realizar ejercicios de fuerza. En este caso todos tenemos claro que si gasto muchos nutrientes voy a almacenar más nutrientes, pero ¿por qué no pensamos lo mismo cuando intentamos quemar grasa?

La forma de ahorrar energía de nuestro cuerpo ante ejercicios de alta intensidad es haciendo unos músculos más grandes y más fuertes, donde se puedan almacenar grandes cantidades de los nutrientes que más se consumen durante la actividad. Si lo que más gastamos es glucógeno, acumularemos glucógeno, pero si lo que más gastamos es grasa, lo que más se va a acumular es la grasa. Es la forma de actuar de nuestro cuerpo, almacena aquello que más utiliza y lo hace para ser más eficiente.

¿Cómo entrena un culturista para tener esos músculos tan grandes?

Agotando todas las reservas energéticas que tiene dentro del músculo. Hace un ejercicio de fuerza hasta no poder más, realiza todas las repeticiones que pueda hacer hasta llegar al "fallo muscular", hasta gastar todos los nutrientes. La forma de protegerse para no quedarse sin nutrientes es acumulando más. Nuestro cuerpo intenta no quedarse sin energía, y para ello intentará que la próxima vez que entrene el músculo tenga más reservas y así poder aguantar el entrenamiento sin agotarse (pero el próximo día, el culturista, intentará coger más kilos y hará más repeticiones para que se vuelva a quedar otra vez sin nutrientes).

Esto es lo que todos pensamos que habría que hacer para adelgazar, ¿no? Gastar la mayor cantidad de nutrientes posibles. Pero mira el resultado en una persona que practica el culturismo, un cuerpo más grande y más voluminoso. Si la actividad que practicas te hace consumir todas las reservas energéticas de tu cuerpo, la forma de responder a eso será intentando acumular más cantidad de nutrientes.

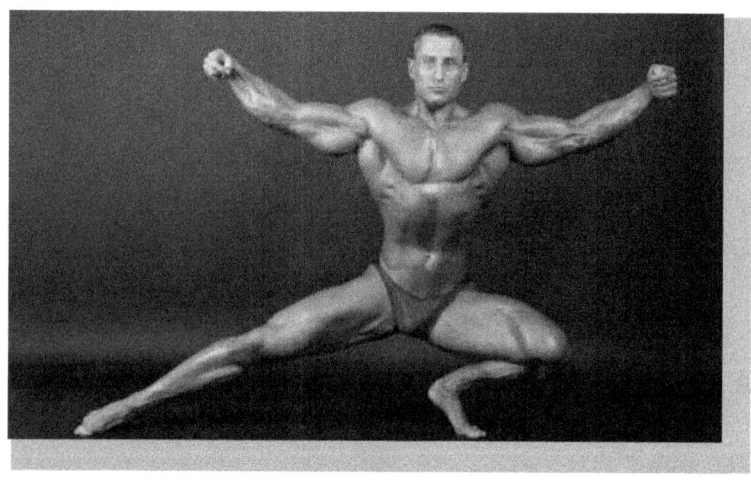

¿Por qué los hombres más fuertes, los que más kilos levantan, tienen grandes cantidades de grasa corporal?

Puede ser que pienses que como ellos no corren o no hacen ejercicios aeróbicos no queman las grasas. Pero ellos son casi los únicos que utilizan las grasas como combustible principal, ellos sí que entrenan para quemar todas las grasas posibles.

83

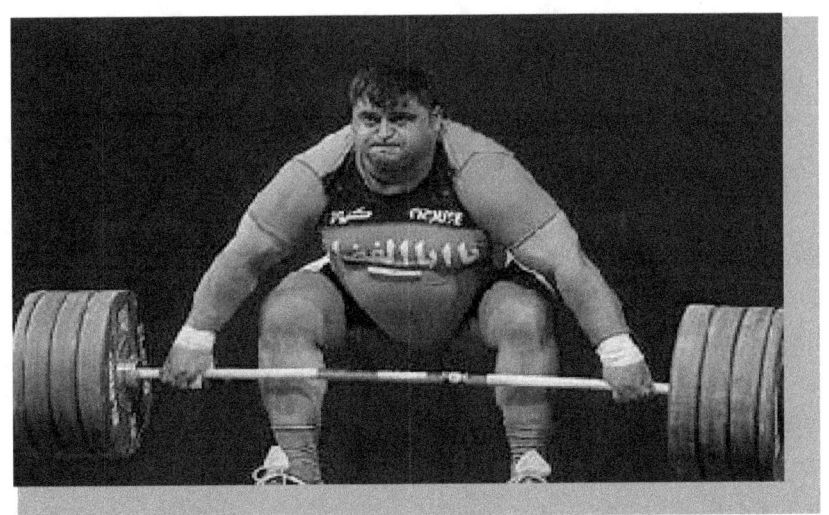

Si la actividad que practico habitualmente requiere mucha fuerza durante muy pocos segundos, como por ejemplo un halterófilo de los pesos pesados, mi cuerpo intentará quemar más cantidad de grasas porque son el doble de efectivas que el glucógeno.

En estos casos, sí que se puede quemar la grasa corporal, pero no la grasa mala, sino la grasa que habré almacenado dentro del músculo a base de muchos entrenamientos. Como este tipo de actividad no dura mucho tiempo el aumento de la temperatura corporal no es un problema porque entre ejercicio y ejercicio da tiempo a que el cuerpo se enfríe. Por eso podemos quemar mucha cantidad de lípidos en ejercicios de máxima intensidad y de pocas repeticiones.

Te he explicado que las grasas se queman de forma lenta, pero cuando intentas levantar muchos kilos en una repetición, este movimiento sólo se puede hacer de forma lenta, puede ser que tardes más de 1 ó 2 segundos. Esto, para nuestro cuerpo, es tiempo suficiente como para utilizar las grasas y no sólo el glucógeno. No sucede igual si tienes que realizar un ejercicio de fuerza de manera rápida, (por debajo de ½ segundo), porque entonces utilizarás las reservas de glucógeno, que es más rápido aunque menos efectivo (produce menos de la mitad de calorías comparado con la misma cantidad de grasa).

Los ejercicios anaeróbicos siempre suponen tener que almacenar más nutrientes, pero estos pueden ser o glucógeno o grasas o proteína. Si para la actividad que practicas necesitas desarrollar la fuerza velocidad o la fuerza resistencia, entonces sólo podrás acumular glucógeno dentro del músculo y no grasa. Si tienes que quemar nutrientes de forma muy rápida, como en saltos o carreras de velocidad, o necesitas aplicar mucha fuerza durante mucho tiempo, haciendo ejercicios de fuerza resistencia lo que más vas a utilizar es el glucógeno. Es un combustible rápido y como no hace subir tanto la temperatura corporal podemos estar más tiempo moviéndonos. Todo aquello que comas y que necesites acumular como reservas energéticas lo harás en forma de glucógeno dentro del músculo. Pero, si la actividad que practicas no la realizas lo más rápido posible, o no haces todas las repeticiones que puedas, o no la realizas al 100 % de tus posibilidades, es muy posible que estés acumulando más cantidad de grasa, de la buena y dentro del músculo, pero en definitiva más grasa.

Pensamos que hacer un "poquito" de pesas puede hacer que nuestros músculos se tonifiquen pero que no cojan demasiado volumen. Solemos adaptar el entrenamiento de un culturista, cogiendo menos kilos y haciendo menos repeticiones, para conseguir mejorar el tono muscular, pero lo que estamos haciendo es acumular reservas de grasa en el músculo en lugar de glucógeno. Y claro, el

resultado no es el que buscamos porque nuestra masa muscular no consigue ese tono de un deportista. Mejoramos los niveles de fuerza pero aumentando los almacenes de grasa en nuestro cuerpo porque no realizamos el ejercicio de fuerza a la máxima intensidad.

Es lo que le suele pasar a muchas mujeres que practican deportes de fuerza para mejorar el tono muscular pero no lo hacen a la máxima intensidad y esto puede provocar que acumule más grasa dentro del músculo, aumente el volumen corporal y que no consiga tener una musculatura más tonificada.

¿Qué actividad física es mejor para adelgazar?

No hay ejercicios milagrosos que te hagan adelgazar de forma rápida. Igual que mejorar la fuerza o la capacidad pulmonar o la flexibilidad sabemos que no se consigue en pocos días, perder la grasa mediante la actividad física va a requerir el mismo tiempo y el mismo empeño. No basta con practicar un deporte de vez en cuando y sin ganas porque lo que debemos conseguir es que esa actividad nos cueste cada día menos esfuerzo realizarla.

Un trabajo cardiovascular, ejercicios como caminar, correr o incluso bailar te pueden ayudar, pero sobre todo si consigues habituarte a ellos y que cada día te cueste menos esfuerzo realizarlos. Deberías ponerte objetivos sencillos para motivarte durante el entrenamiento, puede ser ir un poquito más rápido, llegar más lejos, cansarte menos o simplemente hacerlo mejor. Tu cuerpo debe sentir que si pesas menos realizará mejor la actividad que estás practicando, y es mucho más productivo hacer un poquito todos los días que una vez a la semana o sólo durante unos meses al año, aunque durante estos entrenamientos te canses mucho o quemes muchas calorías.

Los ejercicios anaeróbicos, los relacionados con la fuerza o la velocidad, igual que cualquier otra actividad nos pueden ayudar a eliminar la grasa mala del cuerpo pero este tipo de entrenamiento conlleva un aumento de las reservas energéticas de dentro del músculo, por eso no son los más recomendables para perder peso o para reducir el volumen corporal.

DISFRUTA

Debes escoger actividades que te hagan sentir bien cuando las realizas (y también cuando te repones de ellas). El ejercicio físico tiene un fuerte componente emocional, a cada uno nos hace vibrar un tipo de movimiento o una forma de ejercitarse. Cada persona es diferente y cada uno tenemos unas características físicas más adaptadas a unas actividades que a otras. Intentar aprovechar ese tipo de ejercicios que más nos gustan y que más vayan con nuestra forma de ser es una muy buena opción para que una actividad nos ayude a perder peso.

El ejercicio físico, al igual que la alimentación, debería tener como objetivo principal aumentar la energía. Esto se debe conseguir mejorando las condiciones físicas (fuerza, resistencia, velocidad o flexibilidad) pero también mejorando tu estado mental. Solemos utilizar el deporte para cansarnos y para machacarnos pensando que esto es lo que nos hará perder grasa. Lo que nos hará adelgazar será que cuando nuestro cuerpo se recupere del esfuerzo lo hará

aumentando su energía, su fuerza vital y esto será lo que te haga poder eliminar esa grasa «mala». Pero si eso de entrenar para sufrir no va con tu forma de ser o de pensar, si no te hace sentir bien, si te sientes todo el día más cansado/a, por muy beneficioso que pueda ser para tus músculos, esa actividad puede estar vaciando tu energía y haciendo que tengas que acumular más nutrientes para cubrir esa cadencia.

Si no te gusta eso de salir a correr o a nadar durante una hora, no lo hagas. Tienes muchas más opciones para estar haciendo ejercicio físico y sintiendo igualmente que tu cuerpo se está moviendo. El realizar siempre la misma actividad, como salir a caminar o correr sin muchas ganas, sin una intención de hacerlo cada día un poco mejor, se puede convertir en una actividad más dentro de tu rutina a la cual ya estás adaptado/a y que no te va hacer bajar de peso. Será como las actividades que realizas en tu vida diaria (estar de pie o caminar o trabajar...). Es posible que cuando trabajas te muevas mucho pero ya estás tan acostumbrado/a a hacer este tipo de actividad que no te hace perder peso (aunque supongan un gran gasto calórico). Lo bueno de una actividad física o de un deporte es que pueden proponerte un reto, un interés, una superación. Busca una actividad que te motive, que puedas disfrutarla y conseguirás que tu cuerpo mejore sus condiciones físicas.

MUÉVETE

Realiza ejercicios donde se tenga que mover todo tu cuerpo. Una actividad que suponga tener que mover tu centro de gravedad, desplazarte sin utilizar ningún artefacto o máquina. Que tus músculos sientan el peso de tu cuerpo para que al adaptarte a esta actividad lo hagas pesando menos. Tener un cuerpo acostumbrado al movimiento te ayudará a no acumular grasa corporal.

RESPIRA

Haz ejercicios de respiración. No hace falta que hagas trabajo cardiovascular, en el sentido de un movimiento cíclico como correr o nadar, puedes simplemente moverte y respirar profundamente. No esperes a ahogarte para empezar a respirar, hazlo desde el principio.

Procura mantener o mejorar la amplitud de movimiento de tu diafragma y esto se realiza mejor en ejercicios estáticos que te permitan hacer respiraciones profundas. Que tus músculos se muevan quemando mucha cantidad de oxígeno y poca de nutrientes con ejercicios de una cierta intensidad es bastante complicado, requiere de un gran esfuerzo a base de muchos entrenamientos, pero conseguir acostumbrarte a utilizar la respiración para ejercicios de baja intensidad es mucho más sencillo. Puedes hacer Tai-chi o Yoga o bailar. Mejorar tu capacidad cardiorrespiratoria te hará almacenar menos reservas energéticas.

MEJORA TU TÉCNICA

Observa un atleta cuando corre. Parece que no le cuesta ningún esfuerzo dar esas zancadas a esa velocidad. Utiliza sus tendones, sus movimientos son armónicos... Entrena para mejorar la técnica de carrera y poder correr más rápido. Una adaptación a esos ejercicios de técnica será perder peso porque esto le ayudará a realizar mejor sus movimientos.

Mejorar tu técnica cuando nadas, cuando corres o cuando bailas hará que tu cuerpo se mueva de manera más fácil y esto te hará perder peso. No solemos dedicarle el tiempo necesario a este tipo de ejercicios porque lo único que buscamos es quemar muchas calorías y pensamos que es mejor hacer muchos kilómetros aunque estos se hagan de una manera poco ortodoxa. Pero si tu técnica de carrera, por ejemplo, no es la correcta, si no pisas bien, si tus rodillas se van hacia dentro, si es un esfuerzo enorme dar cada zancada... por mucho que corras no conseguirás tener las piernas definidas de un atleta, ni un cuerpo sin grasa como el de ellos.

Hagas lo que hagas deberías conseguir hacerlo de la mejor manera posible. Cuanto mejor sea tu técnica en el deporte que practicas más rápido se adaptará tu cuerpo él. Dedica un tiempo cada día a realizar mejor tus movimientos (aunque esto suponga no quemar tantas calorías) y conseguirás que tu cuerpo sea mucho más eficiente.

4. El peso de la procreación

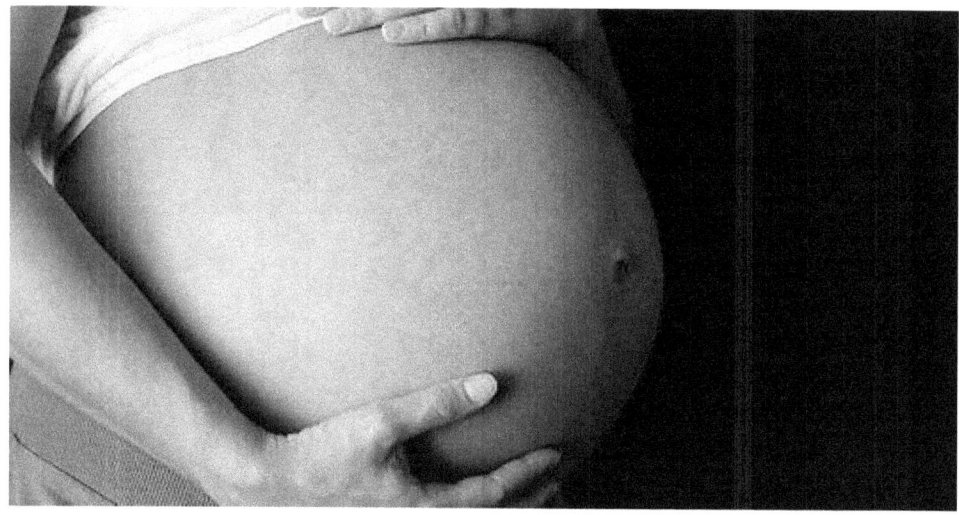

El cuerpo del hombre sólo tiene que pensar en él mismo; con la idea de ser más rentable va a utilizar o acumular nutrientes de la dieta sólo para su necesidad. Si no ingiere ciertos nutrientes se acostumbrará a vivir sin ellos, aunque esto le pueda suponer un malestar o una enfermedad a largo plazo. Si realiza dietas muy estrictas o ejercicios aeróbicos su cuerpo adelgazará con la lógica que te he explicado hasta ahora. El cuerpo de una mujer no puede pensar sólo en ella, su organismo piensa continuamente en la posibilidad de quedarse embarazada (durante su edad fértil).

La capacidad para procrear de la mujer hace cambiar la lógica de su cuerpo en relación a la del hombre. No voy a hablar de las diferencias que pueda sufrir el cuerpo de la mujer durante un embarazo o la lactancia porque sobre esto sí hay una conciencia de que el cuerpo de la mujer funciona totalmente diferente. Lo que no se suele tener en cuenta es que aunque tenga claro que no va a tener hijos, su cuerpo está casi toda la vida preparándose para ello. Los cambios necesarios para un posible embarazo se acentúan en toda la edad fértil de la mujer, aunque son visibles tanto en la infancia como después de la menopausia.

Diferencias físicas entre mujeres y hombres

En la pubertad empezamos a ver ciertas diferencias físicas entre chicas y chicos. A las chicas les crecen los pechos para almacenar la leche materna. También son reservas energéticas de lípidos que la mujer, en casos de escasez de alimento, puede utilizar para abastecerse. Por eso, a veces una pérdida de peso muy rápida puede hacer perder algo de pecho.

Observamos diferencias en el vientre. La mujer tiene forma en la cintura. Tiene un abdominal más débil y más flexible, preparado para el embarazo. Sus órganos internos tienen que estar preparados para desplazarse y esto hace que su tejido de sostén no pueda tener tanta tensión, tanta fuerza como el del hombre, afectando así a la postura y a ciertos problemas relacionados con el desprendimiento de los órganos internos. El vientre femenino tiende a no acumular tantas reservas de grasa. Esto que parece algo positivo, provoca una cierta debilidad a la hora de asimilar los nutrientes cuando ingiere alimentos pesados, con exceso de grasas o de proteína animal.

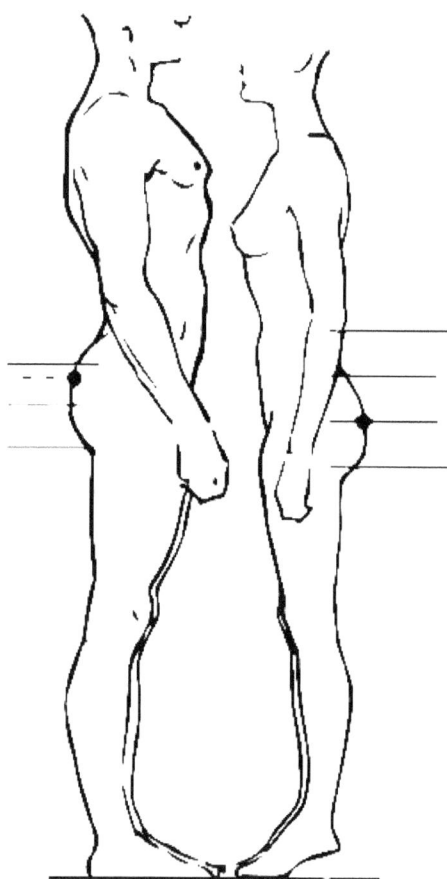

La mujer tiene más problemas para digerir las comidas pesadas y esto puede hacer que con este tipo de dietas acumule más grasa "mala" que un hombre, porque su músculo de la digestión tiende a ser más débil, ya que acumular muchos lípidos en la zona intraabdominal podría perjudicar al crecimiento del feto.

También solemos observar que las mujeres, cuando finaliza su edad fértil, comienzan a acumular más grasa en la barriga (y dejan de hacerlo en glúteo o en piernas) debido a que ya no van a necesitar el vientre para el embarazo y pueden acumular los nutrientes para hacer mejor las digestiones, si fuese necesario.

Y por último el glúteo. El músculo del glúteo de las chicas es más grande que el de los chicos. La forma del glúteo es diferente. El de las mujeres tiene más volumen, mayor capacidad para acumular nutrientes.

El cuerpo de la mujer ha escogido el glúteo como uno de los mayores almacenes para guardar los nutrientes de su posible embarazo. Claro que puede utilizar todo el cuerpo, pero por la situación y por sus características, es un buen lugar donde guardar esas reservas energéticas (parecido al pecho para la lactancia).

Músculos tónicos y fásicos

En el cuerpo tenemos dos tipos de músculos. Los que utilizamos para mantener la postura, que se llaman tónicos y los que utilizamos básicamente para movernos, que son los fásicos.

Toda la musculatura interna es tónica, porque se encarga de mantenernos erguidos y de sostener nuestros órganos internos. También los músculos de la zona lumbar y cervical, que tienen que aguantar el peso del tronco y de la cabeza respectivamente. Estos músculos también sirven para realizar ciertos movimientos pero su tendencia natural es mantener la postura. Las características de los músculos tónicos son:

- Tienden a acortarse y a perder flexibilidad.

- Siempre están trabajando, tienen una tensión continua.

- Tienden a no acumular tantos nutrientes, son músculos con menos volumen.

Los fásicos son músculos más superficiales con características contrarias a los otros:

- Tienden a relajarse si no se ejercitan, pierden tensión muscular y sólo trabajan cuando hay movimiento.

- Tienen más capacidad para almacenar nutrientes y por eso mayor volumen.

94

Todos, tanto hombres como mujeres, utilizamos los músculos fásicos para almacenar reservas energéticas, ya sea dentro o fuera del músculo, y ya sea grasa buena, grasa mala, glucógeno o proteína. Éstos son los músculos que tienden a aumentar de volumen con más facilidad. No solemos utilizar los tónicos como reservas energéticas, sólo si intentamos adaptarlos a trabajar en movimiento (como puede hacer un culturista).

EL TEJIDO MIOFASCIAL

Es un tejido membranoso muy resistente que recubre el músculo, le da forma y lo separa de otras estructuras del cuerpo. Funciona como una malla que recubre todo nuestro cuerpo y que ofrece una tensión continua gracias a la cual podemos mantener nuestras posturas corporales sin apenas esfuerzo.
Los músculos tónicos tienen la fascia mucho más resistente, por eso tienden a perder flexibilidad y tienen menos capacidad para aumentar su tamaño. El tejido

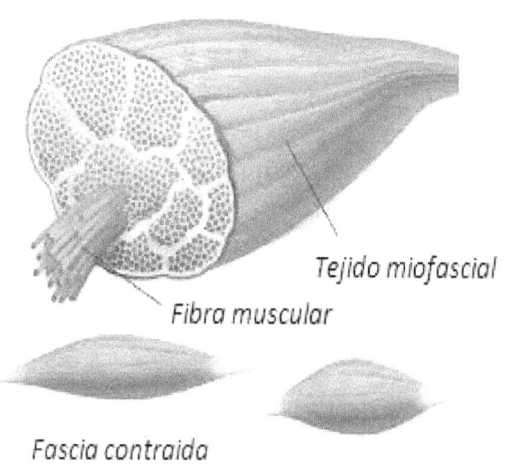

Tejido miofascial

Fibra muscular

Fascia contraida

Fascia relajada

miofascial de los músculos fásicos es más flexible y permite acumular más reservas energéticas porque tiene más capacidad para aumentar su tamaño. Es decir, que cuanta más tensión tenga la malla que recubre la masa muscular menos capacidad tendremos para almacenar grasas. En cambio, un tejido miofascial menos resistente, podrá acumular más cantidad de reservas energéticas, tanto dentro del músculo como fuera.

El glúteo del hombre es un músculo tónico, de ésos que sostienen la postura del cuerpo y que están trabajando continuamente. El de la mujer es de los otros, es fásico. Es de los que tienden a acumular más nutrientes y no trabajan para mantener la postura corporal. Esto hace que el glúteo de la mujer, como ya te dije, sea más grande, pero también podemos decir que es el responsable de la posición de la pelvis en anteversión y la zona lumbar arqueada o en hiperlordosis (más típica del cuerpo femenino). Esta posición de la cadera y la falta de tensión en el glúteo provocan que las rodillas tengan que soportan una tensión más elevada que en el cuerpo del hombre (el hombre tiende a caminar con las rodillas hacia fuera y la mujer tiende a caminar con las rodillas hacia dentro). Cuanta más debilidad muscular tenga el glúteo, más se tienden a juntar las rodillas y más puede aumentar la curvatura lumbar.

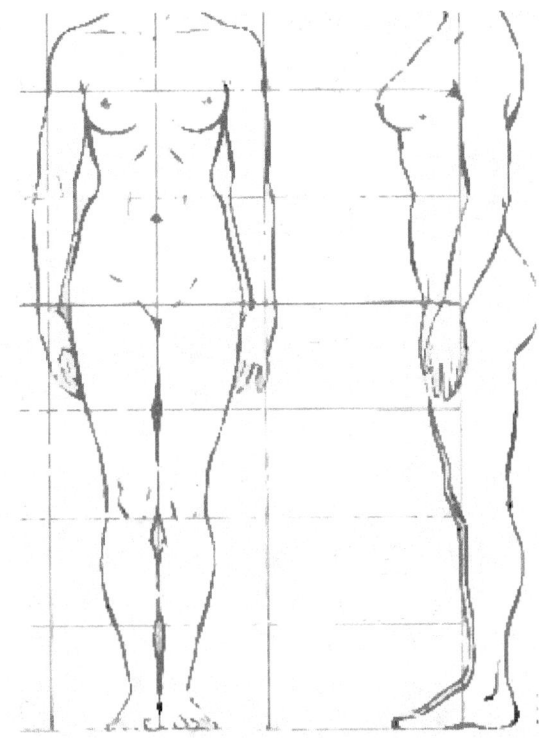

Pero la diferencia no sólo está en ese músculo, todo el cuerpo de la mujer tiende a ser más fásico. Las piernas de la mujer tienden a acumular más nutrientes, dentro del músculo y también fuera. Tienen menos tensión muscular, aunque sean músculos que ayudan a mantener la postura, no lo hacen con la misma intensidad que las de un hombre. Los músculos de la mujer tienen menos fuerza aunque tengan más capacidad para almacenar reservas porque esas reservas no son para sus actividades, son para su posible embarazo.

El tejido miofascial que recubre todos los músculos de la mujer es más débil, más flexible. Tiene más capacidad para aumentar su tamaño y acumular reservas energéticas, pero menos capacidad para generar tensión muscular y para mantener las posturas corporales.

Creo que son motivos de sobra como para tratar la dieta y la actividad de la mujer de una manera diferente a la del hombre y no sólo cuando está embarazada o cuando tiene la menstruación.

Mujer y alimentación,

¿Sabes lo que son los micronutrientes? Son pequeños elementos indispensables para la vida, como el hierro, el calcio, el sodio... pero que no producen energía. Son las vitaminas y los minerales que nos aportan la dieta. La falta de estos nutrientes, en el cuerpo de un hombre, puede provocar enfermedad pero no suelen hacerle engordar. Si su dieta no aporta los micronutrientes suficientes, se acostumbrará a vivir sin ellos. Pero en el caso de la mujer, una insuficiencia de micronutrientes no sólo será perjudicial para la salud, sino también para su peso. Cuando nos dedicamos a contar calorías, en muchas ocasiones, no nos fijamos demasiado en si estamos aportando y asimilando suficientes vitaminas o minerales.

Si el cuerpo de una mujer siente que habitualmente pasa por épocas de sequía alimenticia de ciertos nutrientes indispensables para la vida y sobre todo para la procreación, el glúteo de la mujer va a aumentar su capacidad para almacenar reservas. Se hará más voluminoso. Como siempre, mientras que haga dieta es posible que baje de peso, pero el problema es que cuando deje de hacerla, su cuerpo tiene que protegerse de todo ese tiempo que ha pasado hambre. Cuanta más cantidad de nutrientes le falten habitualmente, más grandes tienen que hacerse los músculos que almacenan las reservas energéticas. Su cuerpo piensa: "¿Y si cuando esté embarazada la alimentación no me aporta los nutrientes que me hacen falta?".

Una alimentación insuficiente (que no tiene por qué ser baja en calorías) que suceda en edades tempranas, de los 10 a los 15 años, cuando una chica está creciendo, provocará cambios físicos en el cuerpo de una mujer para toda la vida. Modificarán la forma de caminar, la forma de moverse, la forma de estar... y disminuirá la tensión del tejido miofascial. Cambiará su equilibrio corporal porque necesitará utilizar su musculatura para almacenar los nutrientes que le suelen faltar en su dieta habitual (para un posible embarazo) y no sólo para sus actividades diarias.

Todas estas reservas energéticas que la mujer tiende a almacenar, si son para el embarazo, intentará hacerlo dentro del músculo, así podrá utilizar esos nutrientes de manera rápida cuando los necesite. Esto crea un músculo más grande y más voluminoso. Es decir, que si la dieta es pobre en ciertos nutrientes, cuando su cuerpo pueda almacenarlos, porque la alimentación se lo permita, lo hará dentro del músculos, como en el glúteo y en las piernas, aumentando su volumen aunque no practique ninguna actividad física.

El problema es que estas zonas del cuerpo que aumentan de tamaño hacen perder tensión en la fascia que recubre el músculo, provocando cambios en la postura por falta de fuerza en la musculatura tónica. Pero además, cuanto más grande se hacen estos músculos más tendencia tienen a almacenar grasa fuera de ellos (se pierde la tensión del tejido miofascial). Esa falta de tensión facilita la acumulación de tejido adiposo. De joven, el cuerpo mantiene una cierta tensión muscular y también de la piel, pero a medida que se va haciendo mayor, los músculos que han ido ganando volumen y que antes se mantenían con un cierto tono, lo van perdiendo, facilitando la acumulación de grasa. Y esta grasa ya no es para el embarazo, se acumula por debilidad muscular. Son los puntos débiles donde una mujer acumula todo aquello que no puede asimilar ni eliminar.

Dieta insuficiente

Por todo esto, el hacer una dieta muy estricta no es lo más aconsejable para una mujer. Tampoco el hacer ayunos prolongados. Hay tendencia a hacer limpiezas del cuerpo donde se deja de comer durante varios días, o sólo se consumen ciertas frutas o líquidos con la idea de dejar descansar al cuerpo de la digestión y limpiar los intestinos y el hígado. Es una propuesta muy interesante si estás interesado en adelgazar (si eres hombre), pero si estás interesada en perder peso haciendo este tipo de ayunos, debes vigilar con el esfuerzo que debe hacer tu cuerpo. Hay que tener en cuenta que el organismo de una mujer es diferente, que necesita esas pequeñas dosis de micronutrientes todos los días. Y no por eso debería dejar de hacer ese tipo de limpieza del organismo, que posiblemente le venga bien, pero debería asegurar un aporte mínimo de hierro, de sales, de calcio… Podría conseguir reducir al mínimo el aporte calórico, podría intentar consumir alimentos de muy fácil digestión (líquidos, frutas o verduras…), pero debería intentar aportar siempre todos y cada uno de los nutrientes esenciales para la vida a lo largo de un día.

Por lógica, sabemos que debemos comer de todo, que no debemos abusar de las grasas, de los azúcares, de las sales… pero también sabemos que no podemos eliminarlos de la dieta, que son necesarios. En el caso de la mujer, lo que se debería tener en cuenta es que en casi todas las comidas haya una pequeña cantidad de los nutrientes esenciales. Por ejemplo, si sólo ingiere proteína en la cena, su cuerpo se pasa 24 horas al día sin ese nutriente. Y no es que sea más importante que otros, sólo es uno más, pero para el cuerpo de una mujer es un esfuerzo adicional el pasarse muchas horas sin ingerir sales, o calcio, o grasas, que puede provocar que tenga que acumularlos. A veces con la idea de adelgazar nos saltamos una comida del día, o la cena o el desayuno, así es fácil reducir las calorías que consumimos, pero que una comida al día sea la que aporte la gran mayoría de nutrientes para después pasarse 24 horas con hambre, para el cuerpo de una mujer, puede ser mucho tiempo sin ingerir ciertos alimentos.

En el caso de hombre, sería como si en lugar de hacer el recuento de las calorías que consumimos por días lo hiciéramos por semanas. Imaginemos: "Un hombre en una semana tiene que consumir 14.000 calorías (2000 calorías por 7 días) y las puede repartir como quiera. El fin de semana consume 10.000 calorías, porque sale a cenar y de fiesta, y el resto de la semana consume sólo 4000, que además es cuando tiene que trabajar, hacer ejercicio y estar más activo".

No respondería nada bien su cuerpo, ¿verdad? Habría momentos con muy poca energía y otros con exceso de alimentos por digerir. No estaría equilibrado aunque la dieta fuese "calóricamente" correcta, a nivel de nutrientes no estaría aportando los que necesita en el momento que los necesita.

El aparato digestivo de la mujer es más débil que el del hombre, no puede digerir tanta cantidad de alimento. Para ellas es mucho mejor hacer más comidas al día pero que éstas supongan consumir menos alimentos, así pueden hacer mejor la digestión y consiguen que no les falten nutrientes durante sus actividades diarias.

Para que una dieta sea adecuada para el cuerpo de una mujer debe asegurar el aporte nutricional suficiente para sus actividades y para su posible embarazo. Debería evitar que su cuerpo pase hambre, que no detecte que durante un cierto tiempo le faltan nutrientes.

Sal

Un consumo insuficiente de sales minerales, cuando en un hombre puede suponer una serie de problemas físicos, para la mujer supondrá acumular más cantidad de líquidos. El cuerpo no puede almacenar la sal si no está diluida en líquidos con un gradiente de concentración parecido al de nuestra sangre. Si el organismo de la mujer detecta que le falta sal en su dieta habitual, deberá almacenarla para su posible embarazo y lo va a hacer en forma de retención de líquidos, porque es la única forma que tiene nuestro cuerpo de almacenar la sal.

La sal se puede obtener consumiendo vegetales de calidad y también de la sal marina. Sería importante diferenciar entre la sal común, que es la que solemos consumir, y la sal marina sin refinar, que es la que sale directamente del mar. Esta sal sin refinar es la que se debería utilizar porque aporta también micronutrientes esenciales, parecidos a los de nuestras células. En el caso de la mujer, consumir sal sin refinar cada día en pequeñas dosis puede asegurar el aporte de micronutrientes y evitar tener retención de líquidos.

Pero, una alimentación insuficiente no sólo implica a las dietas bajas en calorías, también supone el mismo problema una alimentación excesiva con mala digestión de los alimentos, porque al final pueden acabar provocando falta de micronutrientes por no poder asimilarlos bien. Por ejemplo, una dieta con exceso de proteína animal, abundantes grasas y alimentos de baja calidad puede estar saturando el aparato digestivo y aunque pensemos que se están ingiriendo más cantidad de nutrientes de los que necesitamos, nuestro cuerpo no los está absorbiendo por una alimentación demasiado abundante.

Actividad física y mujer

La mayoría de actividades que realizamos para adelgazar son adaptaciones de deportes inventados por hombres y para hombres. Correr, nadar, montar en bicicleta, culturismo, deportes de equipo... Son actividades que requieren fuerza y movimiento, y se busca el agotar las reservas energéticas del cuerpo.

Los deportes de mujeres siempre han estado relacionados con la postura, como la danza, el ballet, el baile o la gimnasia rítmica. Actividades que implican un desarrollo de las habilidades motrices donde la fuerza desempeña un papel secundario y no se busca el agotamiento de las reservas energéticas sino la realización de los movimientos de una manera hábil o estética.

La mujer comienza a practicar los deportes de hombres con la idea de que podrá conseguir un cuerpo igual de fuerte y preparado para la actividad física (quizá relacionado con la idea de evitar la desigualdad de género), pero al cuerpo de la mujer no le sienta igual de bien este tipo de ejercicios, su musculatura no es igual que la del hombre. Es el peso de la procreación, tener un cuerpo menos adaptado para la actividad física.

No pierdas tu esencia

La actividad física siempre supone un esfuerzo, cuando nos reponemos de él aumentamos nuestra capacidad para generar energía. En el caso de la mujer, ese primer esfuerzo no debería suponer agotar las reservas energéticas porque sus músculos no sólo pueden pensar en el ejercicio físico. Podríamos decir que parte de las reservas de nutrientes que tienen dentro del músculo son para el periodo de gestación y no para sus actividades diarias.

Tonificación muscular

Solemos hacer ejercicios de pesas para mejorar el tono muscular pero es una actividad pensada para hombres, porque trabaja el cuerpo por partes, agotando las reservas energéticas de cada grupo muscular (un ejercicios para piernas, otro para brazos…). Pero ¿Para qué queremos agotar las reservas energéticas del músculo de la mujer si lo que queremos es perder volumen? Lo que nos interesa mejorar del músculo de una mujer que quiere perder peso es el tono muscular, aumentar su tensión y no su volumen. Al realizar ejercicios de fuerza para el movimiento lo que conseguimos es agotar las reservas de nutrientes del músculo y por lo tanto, cuando nos recuperamos del esfuerzo aumentamos su volumen. El hombre entrena para mejorar la fuerza de sus fibras musculares, que son las que realizan la contracción del músculo y las que almacenan los nutrientes. De esta manera consigue un músculo más grande y más tonificado, si es que entrena a alta intensidad. Pero para la mujer, adaptar este tipo de entrenamientos para hacerlos a media intensidad, puede suponer que el tejido que recubre el músculo, la fascia, pierda tensión y facilite aún más la acumulación de nutrientes, tanto dentro como fuera del músculo, y aumente su volumen corporal.

El objetivo debería ser reforzar el tejido miofascial del músculo, que es el que puede ayudarnos a perder la capacidad de almacenar nutrientes. Para conseguirlo necesitamos realizar ejercicios de fuerza estática, manteniendo una tensión constante de los músculos que actúan para mantener una postura o un peso. Debemos incidir sobre la musculatura de sostén, esa musculatura más interna que nos hace mantenernos erguidos y que en el caso de la mujer tiende a relajarse y a propiciar la acumulación de grasas (abdominal, glúteo y piernas). Es la forma de trabajar de la danza, el ballet o del método Pilates, desarrollar la fuerza de los músculos que mantienen la postura.

Método Pilates

El método Pilates nos ha enseñado una nueva visión de la actividad física, basada en la corrección postural, en preparar nuestro cuerpo para las actividades diarias. Es un trabajo completo de todo el cuerpo, la respiración, la fuerza y la flexibilidad. Podría ser un ejercicio perfecto para adelgazar a largo plazo para el cuerpo de una mujer, aunque pensemos que no hace quemar muchas calorías, se refuerza toda la musculatura interna en posturas casi estáticas que ayudan a la tonificación muscular sin aumentar el volumen.

El trabajo de flexibilidad y de movilidad debería ser indispensable porque sin ellas va a necesitar desarrollar más fuerza para sus movimientos habituales como caminar o estar de pie o incluso estar sentada. Perder flexibilidad puede hacer que sus movimientos se vuelvan más bastos, más pesados. Para un hombre esto puede significar un cuerpo más fuerte, pero para una mujer derivará en un cuerpo más voluminoso.

Ejercicio cardiovascular

Hacer un ejercicio aeróbico hasta no poder más implica el agotar las reservas, pero no sólo energéticas sino también de micronutrientes. Todos conocemos los problemas relacionados con la mujer y la falta de hierro, o de calcio (osteoporosis), que raras veces aparecen en el hombre. Está claro que si dejas de comer adelgazas, y si entrenas durante 4 horas diarias también. Pero esto puede generar una serie de problemas en el sistema hormonal de la mujer. Hay muchos casos de mujeres que practican deportes de alto nivel y que dejan de menstruar (amenorrea). Cuando llevan el cuerpo al límite por dietas hipocalóricas y máximo gasto de nutrientes su cuerpo siente que no está preparado para aguantar un embarazo y deja de ovular, pudiendo provocar una serie de problemas en su sistema reproductor. La actividad física no sólo hace gastar grasas, glucógeno o calorías, también se gastan las reservas de hierro, de calcio, de sales... esenciales para un embarazo.

Aparte del desgaste de micronutrientes que puede provocar un trabajo aeróbico de larga duración, puede que no nos ayude a perder la grasa corporal de la mujer. Ya vimos que pasaba si cuando corres no lo haces con una buena técnica, que no obtendremos los mismos beneficios. En el caso de una mujer, puede provocar desgaste óseo y problemas en las rodillas porque sus tendones son más débiles que los del hombre, a no ser que tenga una buena técnica de carrera. Pero si su forma de correr es lenta y pesada, y no puede hacerlo a un ritmo rápido, puede estar ayudando a acumular más grasa en sus músculos, porque no realiza esta actividad al 100 % de sus posibilidades.

Si hablamos de montar en bici, es un ejercicio en el cual se tienden a juntar las rodillas y esto es justo lo que muchas mujeres deben corregir porque provoca más debilidad en glúteo.

La natación es otra de las actividades cardiovasculares que solemos utilizar para quemar grasa y puede ser un buen ejercicio porque dentro del agua pesamos menos y podemos mover todo el cuerpo a la vez sin demasiado esfuerzo. Pero pasar mucho tiempo en el agua puede hacer que se debilite toda la musculatura de sostén, ya que flotamos y dejamos de utilizar los músculos internos para mantener la postura.

El cuerpo de la mujer tiene otras cualidades diferentes al del hombre. Intentar realizar los ejercicios que le van bien al sexo masculino no te va a ayudar a perder peso, sólo a ser más masculina. Elige actividades que potencien el lado femenino. Movimientos globales, el ritmo, la flexibilidad, la coordinación… siempre y cuando te hagan sentir bien.

5. Un cuerpo más eficiente

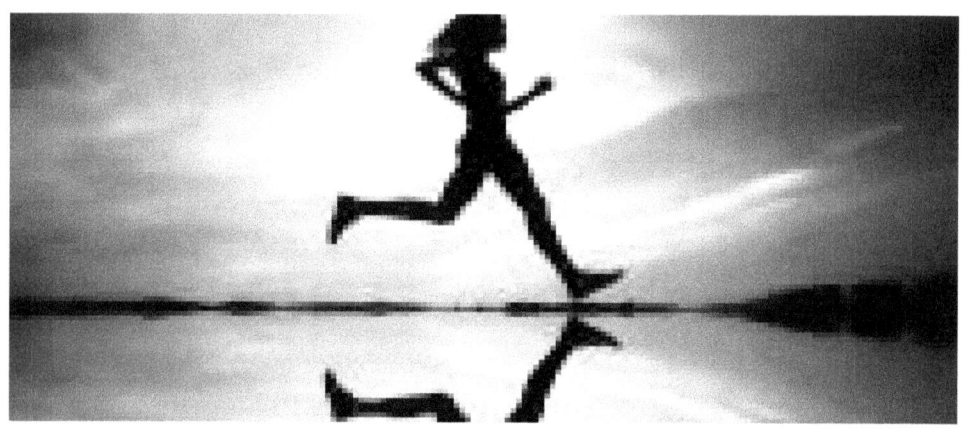

"Sin pecado" = impecable, más eficiente

Casi todo aquello que nos hace adelgazar de forma rápida provoca que nuestro cuerpo sea menos eficiente, tenga que gastar mucha más energía de la normal y esto a la larga tiene sus consecuencias negativas para quien piensa en perder peso, porque un cuerpo que gasta mucho debe acumular mucho también. Espero que de este libro hayas aprendido que el objetivo de alguien que quiere adelgazar a largo plazo (de forma saludable) debería ser conseguir un cuerpo que gaste menos energía, que sea capaz de optimizar al máximo sus recursos, que con menos nutrientes genere más movimiento, más trabajo, más fuerza vital...

La dieta lógica

Mucho más importante que seguir un modelo de dieta concreto es tener claras las pautas básicas de cómo debemos alimentarnos. Hay ciertas normas que deberíamos seguir siempre si queremos conseguir no acumular grasa, perder peso y conservar la línea. Entonces no será tan importante la dieta en sí, el seguir un régimen concreto o que de vez en cuando comas algo que te apetece aunque no sea el ideal para adelgazar, porque tu forma habitual de alimentación seguirá la lógica de tu cuerpo.

Quiero compartir esta "**dieta lógica**" para que puedas tener una referencia, pero no tienes por qué cumplirla al pie de la letra. Podrás decir que es tu dieta lógica cuando consigas adaptarla a tus necesidades, entonces tendrás tu forma básica de alimentación, la cual podrás saltarte de vez en cuando o modificar según vayan cambiando tus actividades y tu vida.

Las cantidades debes ajustarlas tú. Pero la idea es quedarte con un poco de hambre en cada comida, no llenar el estómago para asegurar que hacemos bien la digestión de todos los alimentos. (Si por tus actividades no puedes comer nada en muchas horas deberás aumentar la cantidad de la comida, juntando la comida con la merienda, por ejemplo). No es problema que tengas que tomar dos platos de comida, si esto no implica que acabes lleno, pero sí que deberías intentar acostumbrarte a comer poca cantidad de alimentos.

Procura comer lo suficiente en cada toma para llegar a la siguiente comida sin pasar hambre y habiendo hecho bien la digestión. Comer un poquito cada dos o tres horas sería un ideal para nuestro cuerpo (siempre que tu actividad diaria te lo permita).

Es posible que ciertas épocas del año tengas que comer un poco más, porque hace más frío o porque te mueves más, o simplemente porque necesitas más energía.

El concepto diferente de esta dieta lógica es intentar comer justo lo que necesita tu cuerpo. Tu alimentación debe aportar todo lo que gastas para que tu cuerpo no tenga que coger energía de sus reservas.

Si acabas de abrir el libro por esta página, porque lo único que te interesa es saber qué tipo de dieta se propone, ya te adelanto que no es una dieta especial y que no hay alimentos milagrosos. Es una dieta vegetariana basada en comer lo que necesitas y cuando lo necesitas, y si has leído todo el libro, podrás adaptarla a tus necesidades como mejor te convenga. Si no has cambiado tu visión sobre las calorías y piensas que lo que tenemos que hacer es quemar las grasas y comer menos de lo que gastamos supongo que no entenderás muy bien de qué trata este tipo de dieta.

*Leche vegetal (arroz, almendras, avena…) con cereales integrales "muesli".

*Avena (*porridge*)

*Pan integral (tostada) con aceite.

Zumo natural o fruta.

Infusión   *Elegir una de las tres opciones

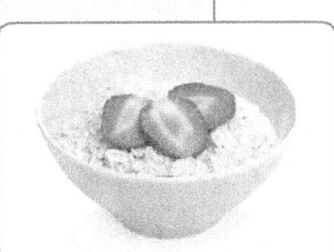

Cada persona deberá ajustar su desayuno ideal. Es posible que a esas horas de la mañana no te entre mucha comida, debes acostumbrar a tu estómago a trabajar. Puedes comer primero una pieza de fruta, esperarte un poquito y después desayunar, o incluso comenzar con una infusión.

Puedes escoger entre estos tres platos, o puedes juntar dos si vas a estar muchas horas sin comer o debes realizar esfuerzo físico en tu actividad de después. También puedes escoger otro tipo de desayuno, claro, intentando que sean carbohidratos de absorción lenta y que sean más o menos fáciles de digerir. Puedes escoger la leche vegetal que te vaya mejor, incluso te la puedes preparar de forma natural. *A mí la soja no me sienta nada bien.* Procura que no tengan azúcar añadido, ni el zumo, ni la leche, ni los cereales. Puedes añadir pasas para endulzar un poco la mañana.

El *porridge* es una buena opción para empezar las mañanas de frío. Son gachas de avena, se calienta un poco de agua con sal y se le añaden dos o tres cucharadas de avena integral fina hasta que se deshace y se forma una papilla. Es un alimento calentito que puedes mezclar con el zumo o con la leche y que te puede sentar bien si te cuesta digerir cosas justo cuando te levantas.

Si te gusta el pan, procura comerlo integral, es muy posible que la harina de trigo no te siente bien, a mucha gente le pasa y no lo sabe. Prueba a eliminarla durante un tiempo de la dieta y si te notas mejor elimínala por completo de tu dieta. Puedes hacerte el pan tú mismo, puedes buscar uno que no tenga levadura, que tampoco suelen ser muy buenas para nuestro organismo. Puedes comprarlo con semillas como el sésamo o las pipas que aportan mucho calcio y otros micronutrientes.

La opción de tomar aceite por las mañanas puede hacer que la digestión sea más lenta y que el aporte nutricional de los alimentos se alargue en el tiempo. Si no es un problema para tus actividades, puede ser recomendable porque va a hacer que se asimile todo mejor y que te aporte energía más a largo plazo. Sólo un poquito, para no alterar demasiado el ritmo de la digestión de los carbohidratos. *A mí no me sienta nada bien la mantequilla por las mañanas, pero en cambio si la tomo por tarde, para merendar, la digiero mucho mejor.*

*Me parece interesante explicarte cómo me siento yo con la comida. Yo no considero que tenga problemas con ningún tipo de alimento, ni que sea delicado para la comida, pero aún y así, después de investigar cuál sería mi dieta ideal he descubierto qué alimentos me sientan peor. Tú deberías hacer lo mismo.

Las infusiones pueden ser un buen recurso para tomar siempre que quieras. Se pueden utilizar para saciar el hambre, una buena infusión puede aportar micronutrientes, calor y líquidos. Si las tomas justo después de comer, no deberías esperar más de 15 minutos, porque ya habrá comenzado la digestión y la puedes alterar. Deberías tomarlas justo al acabar de comer y no demasiada cantidad, un taza. Si eres de tomar muchas infusiones, hazlo, pero entre comidas, que no moleste a la digestión. Puedes escoger la que quieras, todas pueden ser buenas, pero que sean naturales, sin azúcar. Puedes añadirles regaliz, o stevia, o alguna otra hierba que aporte dulzor. O si te apetece, ponles un poco de miel, que no sólo aporta azúcar y que es más saludable. Pero si no te apetecen, no te fuerces a tomarlas porque puedes conseguir los mismos beneficios consumiendo vegetales y fruta. El café puede alterar el proceso de digestión, por eso creo que deberíamos evitarlo todo lo posible, y si crees que lo necesitas, tómalo entre comidas o en pequeñas cantidades.

11:00 h. POSTRE

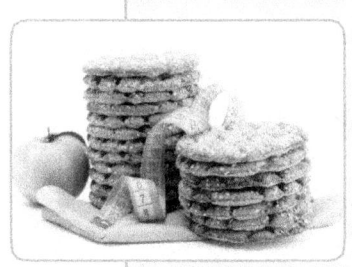

*Fruta o frutos secos

*Leche vegetal o yogur o queso

*Pan con mermeladas de frutas naturales

*Galletas integrales (sin azúcar) o cereales

*Elegir una de las opciones

Me gusta llamar a estas comidas «el postre», para cambiar el concepto de tomarlo después de comer. El postre se disfruta más sólo, cuando tienes un poquito de hambre y cuando han pasado esas dos o tres horas después de haber hecho el desayuno o la comida del mediodía. Aportan un poco de glucosa, pero no demasiada porque pronto volveremos a comer.

La fruta o los frutos secos son un buen recurso, fácil, rápido y bueno.

Si eres de tomar productos lácteos, es un buen momento para hacerlo. O a media mañana, o a media tarde. Es cuando suele tener más fuerza nuestro aparato digestivo, ni a primera hora de la mañana ni a última hora de la tarde. Es posible que la leche no te siente bien, supongo que ya sabrás que cuando somos mayores no podemos asimilarla tan bien como cuando somos bebés. Pero otra cosa es cuando convertimos la leche en yogur o en queso, una vez que la cuajamos o que la fermentamos es posible que nos siente mejor (ha sido un recurso, como el cocinar la carne, para poder asimilar mejor la proteína animal). Que no sean productos desnatados. Y siempre puedes recurrir a la leche vegetal.

Un poco de pan con mermelada o con aceite si no la tomaste por la mañana. Hay galletas que se pueden comprar con cereales, semillas... Puedes elaborarte tú unas galletas o un bizcocho natural sin azúcar o con muy poca azúcar. Utiliza la canela o la harina de algarroba, que tienen infinidad de propiedades y tienen un toque dulce. Puedes tomar infusión o zumo si te apetece.

Es posible que puedas o que debas hacer dos postres si pasan muchas horas entre el desayuno y la comida, pues no hay problema, comes un poquito sobre las 11 h. y otro poquito sobre las 13 h.

No dejes de comer. Debes mantener tu energía. Estos alimentos te ayudarán a que tu aparato digestivo tenga más fuerza para asimilar mejor los alimentos de la comida del mediodía. Si no, ¿de dónde crees que sacarás la energía para digerir el plato de lentejas que te comerás después? Si no has comido nada desde el desayuno vas a tener que utilizar la energía, para tu aparato digestivo, de las reservas que tengas. Y esto, que parece que sea algo positivo, para esta nueva visión del cuerpo supondrá tener que acumular reservas. Esa energía para digerir debe salir directamente de los alimentos, no de lo que tengas acumulado.

*Arroz integral con verduras o con algas.

*Legumbres con verduras.

*Pasta integral (mejor si no es de trigo)

Ensalada con sésamo, pipas o algas

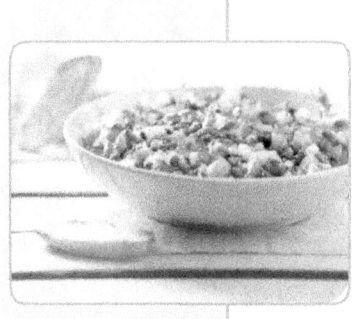

*Elegir una de las tres opciones

Escoge alguno de estos platos 3 platos, combínalos durante la semana, según tus actividades.

Las legumbres cuestan más de digerir. Come menos cantidad o deja pasar más tiempo antes de tener que moverte. Añádeles un poco de aceite, te ayudará a asimilarlas mejor. Mejor en caliente, no en ensalada.

Las algas son un buen recurso para aportar proteína vegetal y que se pueden digerir bien. De hecho, pueden ayudar a digerir mejor los alimentos. Algunas se pueden comer en crudo en ensaladas y otras las puedes cocinar junto con el arroz o las legumbres.

Las ensaladas las puedes poner de acompañamiento a cualquier plato. *A mí no me sientan nada bien mezclarlas con la comida, en cambio me sientan muy bien para cenar.* Creo que es algo habitual, aunque no lo creamos, hay ciertas verduras que crudas, en ensalada, a nuestro cuerpo le cuesta mucho esfuerzo digerir. ¿Te apetece comer lechuga o pimiento crudo para desayunar? Posiblemente, igual que a mí, no te apetezca a todas horas, aunque no aporten muchas calorías y se suelan utilizar en muchas dietas. Hay que tener en cuenta cómo y cuándo las consumimos.

Es posible que necesites comer con pan. Es la forma que nuestro organismo se ha acostumbrado a digerir más rápido de lo normal los alimentos más pesados. Pero no tiene sentido comer alimentos pesados si no tienes tiempo en hacer bien la digestión o si no te sienta bien. Deberás escoger otros que se adapten mejor a ti. Comer pan blanco hace que unas legumbres o un trozo de carne o un huevo frito pase más rápido al intestino. Si quieres dejar de comer pan, debes cocinar muy bien los alimentos, comer poca cantidad y dejar que el aparato digestivo aprenda a digerir esos alimentos más pesados, pero solos, sin combinarlos. No es porque crea que el pan engorda más que otros alimentos, sólo que perjudica la asimilación de los otros nutrientes.

Si quieres comer carne, hazlo con verduras, no comas pan, no comas pasta, ni arroz. Un trocito pequeño de carne o pescado. Recuerda que no te aportarán energía a corto plazo. Por ejemplo, si quieres comer huevo, haz una tortilla, se digiere mejor y no necesitarás comer (tanto) pan.

17:00 h. POSTRE

Igual que a media mañana. Cómete el postre a media tarde. Tú escoges.

Si has hecho alguna actividad física, como ir al gimnasio, deberías reponer lo que has gastado, líquidos, sales, glucosa. No es que debas comer mucho más, sólo tenerlo en cuenta. La comida anterior debería asegurar el aporte energético suficiente, por eso puedes comer un poquito más, o añadir más aceite, pero debes tener el tiempo suficiente para hacer la digestión antes de moverte. Es posible que tengas que hacer dos postres antes de la cena, si ésta es demasiado tarde. Disfrútalos.

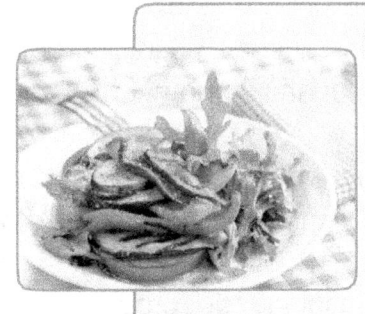

*Verduras hervidas al vapor o a la plancha, con un poco de aceite

*Caldo vegetal o sopa

*Ensalada

Tenemos mucha variedad de verduras para que escojas la que más te guste, y la que mejor te siente. Berenjenas, brócoli, zanahorias, acelgas, espinacas, guisantes, habas… No todas se digieren igual de bien. Son buenos alimentos para la cena porque no aportan demasiada energía, porque nos estamos preparando para ir a dormir. Los caldos o sopas de verduras también pueden aportar nutrientes y su digestión no supone casi ningún esfuerzo. Puedes añadirles un poco de arroz.

*Las hamburguesas vegetales pueden hacerte creer que comes carne. Si debes cenar tarde, que no sean de soja o de otras legumbres, pueden ser sólo de verduras o de arroz. Yo prefiero disfrutar de la verdura en su forma natural.

117

- Todas las comidas pueden llevar un poquito de aceite, que puede ser de oliva, de girasol, de sésamo... Sin freír, si es posible en crudo y de buena calidad (sin refinar). Como no nos importan las calorías, el aceite no es un problema en este tipo de dietas, sólo debes conseguir que tu cuerpo asimile todo lo que coma, y esto supone que tengas que consumir poca cantidad, pero puedes tomar un poquito en todas las comidas si te apetece.

- Igual con la sal, es necesaria para la salud, toma un poquito en cada comida, que sea sin refinar. Es posible, que en una dieta basada en proteína animal, el exceso de sal sea perjudicial, pero no en una dieta vegetariana o más bien vegana como ésta.

- Las especias y las hierbas aromáticas no solamente aportan sabor, sino que pueden aportar hierro, como el tomillo, o calcio como el perejil, que también aporta vitamina C. Pueden ayudar a digerir mejor como el laurel. Tienen infinidad de propiedades, inclúyelas en tu dieta. *A mí no me sienta nada bien ni el clavo ni el comino.*

- El tema del alcohol, beber un poco de vino en las comidas, no es un problema para adelgazar. El alcohol es malo para la salud, tiene infinidad de efectos negativos para tu organismo, pero es cierto que un poco de vino puede ayudar a digerir mejor los alimentos. No es un alimento que quede totalmente prohibido para perder peso como en las dietas que cuentan las calorías, porque se supone que tienen calorías vacías. Si te apetece, toma un vasito de vino en las comidas, lo justo para ayudarte a digerir los alimentos más pesados.

Esto podría ser la base de una buena dieta, la cual debes adaptar a tus actividades y que puedes (y debes) saltarte en momentos puntuales, pero la idea es que te acostumbres a esta forma de alimentarte. Es más importante entender por qué debes comer así que el seguir al pie de la letra este régimen. No pasará nada si un día comes de más, o te apetece comer carne o pescado o huevo de vez en cuando. Cuando estés adaptado/a a este tipo de dieta, no sólo conseguirás adelgazar y sentirte mejor, sino que tu cuerpo te avisará cuando no ingieres lo que debes o lo que necesitas, y te ayudará a comer menos cantidad de esos alimentos que te pueden hacer engordar. Significará que has conseguido un cuerpo más eficiente.

Comer es una actividad que hacemos tres, cuatro o cinco veces al día. Esto supone que con un poco de intención y de ganas, en un mes puedes ser capaz de cambiar tus hábitos alimenticios porque habrás hecho unas 150 comidas, suficientes para adaptarte a un tipo de dieta como esta.

Cómo conseguir que el ejercicio físico sea el doble de efectivo

Oriente y occidente

Para las culturas milenarias de oriente, la actividad física forma parte de una filosofía de vida. Está integrada dentro de una forma de pensar, de comer, de vivir. Practican el Yoga, el Tai-Chi, el Chi Kung y forma parte de su vida cotidiana. Ésta es la mejor forma de equilibrar la ecuación del cuerpo, relacionar la comida con la actividad y con la forma de pensar: hacer que todo vaya en equilibrio. Ellos lo consiguen de esta manera.

En su visión de la actividad física, no intentan quemar calorías, ni quemar grasas, ni siquiera grandes movimientos, ni ejercicios agotadores. Su objetivo principal es «mantener la energía del cuerpo», lo contrario que hacemos en occidente.

Nuestra lógica nos dice que para adelgazar hay que poner el cuerpo al límite para hacerlo gastar las calorías que le sobran, además de comer alimentos como por ejemplo la proteína animal, que hemos visto antes, que son los que más le cuesta digerir. Lo que conseguimos de esta manera es tener un cuerpo adaptado a consumir mucha energía. Un cuerpo acostumbrado a quemar muchas calorías y un sistema digestivo preparado a digerir alimentos pesados. Esto supone que mientras que tu organismo no tenga los nutrientes suficientes perderá peso. Pero ¿qué pasará el día que tenga la energía suficiente? ¿Qué pasa cuando dejas de entrenar una temporada o durante un tiempo te saltas la dieta que estabas realizando? Pues que tienes un cuerpo preparado para consumir, un cuerpo poco eficiente, que no sabe cómo ahorrar energía. Y esto es lo que después nos hace engordar o incluso enfermar

En oriente, la actividad física ayuda a mantener o aumentar la energía corporal. Se trabaja la respiración y la postura con movimientos conscientes. Se busca que cada día el cuerpo gaste menos energía trabajando en un estado de relajación o de meditación en movimiento, y esto te puede ayudar en tu vida diaria. Esto te ayudará a gastar menos nutrientes en todas tus actividades, y por lo tanto, que tengas que acumular menos reservas energéticas.

Tiene mucha más lógica intentar que tu cuerpo gaste menos energía, menos calorías o menos nutrientes cada día para que no haga falta consumir tantos alimentos y para que no necesites almacenarlos.

Éste es un trabajo para toda la vida, para ellos es su filosofía de vida. Quiero decir, que para los que vivimos en occidente, el dedicarle 2 horas a la semana a este tipo de actividad no nos provocará el mismo beneficio que a ellos, pero posiblemente nos pueda ayudar mucho más que dedicar esas 2 horas a hacer ejercicios cardiovasculares sin muchas ganas.

Corrección postural

Para que un ejercicio sea mucho más efectivo, este debería ayudarnos a que las actividades que realizamos en nuestra vida diaria nos cuesten menos esfuerzo. Si el ejercicio físico que realizas para adelgazar, además de hacer que te muevas y que te haga sentir bien, te enseña a caminar mejor, a estar mejor sentado, a moverte de una manera más ágil, vas a conseguir gastar menos energía en todas tus actividades y supondrá tener que acumular menos reservas energéticas.

Quien tiene mejores posturas, quien camina mejor, quien se mueve de una forma más ergonómica suele estar más delgado/a porque ha conseguido adaptarse a sus actividades diarias de la manera más eficiente posible.

Si tu actividad diaria requiere estar en una silla durante 8 horas, este es un ejercicio al cual te tienes que adaptar de la manera más rentable posible, porque es al que más horas le dedicas en tu vida. Una buena actividad que te haga adelgazar, además de hacer que te muevas, que sientas el peso de tu cuerpo y que te haga respirar, deberá enseñarte a sentarte de una manera que te haga gastar la mínima energía, de la manera más correcta posible.

Esto es lo que hace un deportista, conseguir gastar muy pocos nutrientes en la actividad que realiza. Si no te dedicas a ningún deporte no tiene sentido intentar tener un cuerpo más eficiente cuando corre o cuando nada. Es más lógico conseguir que tu cuerpo gaste menos en tus actividades diarias o en tu trabajo, ya sea estar de pie con tacones, ya sea caminar, o limpiar cristales, o cargar cajas.

¿Para qué conseguir tener un cuerpo eficiente a más de 130 pulsaciones por minuto?

¿Qué crees que será más eficiente para una conducción de ciudad, el coche de Fernando Alonso o un utilitario con motor pequeño?

Si estás acostumbrado/a a hacer ejercicios cardiovasculares es posible que tengas un corazón preparado para latir a 150 pulsaciones durante mucho tiempo. Se hará más grande, más fuerte, más eficiente a esas pulsaciones, pero le costará más esfuerzo trabajar a bajas pulsaciones, a las que estamos el resto del día que no estamos haciendo ejercicio. No estará preparado ni para subir ni para bajar las pulsaciones rápidamente, pero tampoco para ser eficiente a las pulsaciones de reposo. Igual que le pasa a un coche con un motor muy grande si lo queremos para ir por ciudad, que va a gastar mucho combustible para arrancar y parar constantemente, ese motor está diseñado para circular a gran velocidad.

No tiene sentido conseguir un corazón más eficiente a más de 130 pulsaciones si no te dedicas al deporte profesional. Tiene mucho más sentido enseñar a tu sistema cardiorrespiratorio a ser más eficiente en las pulsaciones y en el ritmo de respiración más parecido al habitual. Hacer respiraciones profundas, lentas, controladas ayudará a que no aumente el ritmo cardiaco. Esto te hará gastar menos energía cuando estás en reposo, y esto sí que es un beneficio que nos interesa. Consigue que tu corazón a 60 pulsaciones sea capaz de generar mucho más trabajo, muchos más movimientos, mucha más actividad. Así será más eficiente las 24 horas del día. No quiere decir que no te canses o que no te cueste esfuerzo, sino que mientras realices una actividad controles tu ritmo de respiración para que no aumenten las pulsaciones.

El concepto es parecido, conseguir un sistema cardiorrespiratorio más eficiente, que pueda producir más cantidad de trabajo cada día, pero el ejercicio aeróbico busca ser más rentable a unas 140 pulsaciones por minuto y un trabajo de respiración en movimiento busca ser más eficiente a no más de 80 pulsaciones, más parecido a nuestra actividad diaria, y por lo tanto, el ejercicio será el doble de efectivo.

Es como conseguir unos músculos más grandes al hacer pesas. Tener unos brazos que pesan mucho, por el exceso de masa muscular, para estar 8 horas escribiendo al ordenador supondrá un gasto de energía tremendo. Igual que aguantar 8 horas de pie con una musculatura en las piernas preparada para correr o saltar. Debemos conseguir un cuerpo más eficiente pero no sólo durante el ejercicio, sino para todas nuestras actividades diarias.

*Otra reflexión

Me sorprende cómo cuando hablamos de actividad física para la salud cometemos justamente el error contrario a cuando queremos perder peso. Nos preocupamos solamente del beneficio a largo plazo pero nos olvidamos que los cambios puntuales del ejercicio pueden empeorar un problema físico.

Cuando queremos adelgazar, sólo nos interesa saber cuánta grasa hemos gastado en el momento de hacer ejercicio, no nos importa cómo nos vamos a recuperar del esfuerzo. En cambio, cuando tenemos problemas cardiovasculares parece que hay que hacer ejercicios que aunque puedan ser agresivos o dañarnos mientras los realizamos, sabemos que el beneficio vendrá después, cuando nuestro cuerpo se adapte a esa actividad. Como por ejemplo, hacer ejercicio aeróbicos para tener un corazón más fuerte. No solemos pensar que salir a correr, cuando tienes un problema de hipertensión lo que estás consiguiendo es aumentar más la tensión, pero creemos que será positivo porque a largo plazo vamos a mejorar nuestras condiciones físicas.

No pensamos con lógica cuando queremos quemar grasas, pero tampoco cuando hacemos ejercicios aeróbicos para mejorar los problemas cardiovasculares. Conocemos montones de casos de infartos de corazón mientras se practicaba una actividad física, pero... ¿conoces a alguna persona que haya tenido algún infarto mientras estaba meditando, o haciendo ejercicios de relajación, o ejercicios de respiración?

Ejercicios

Para explicarte una manera diferente de trabajar la fuerza con la intención de perder volumen y eliminar la grasa acumulada, quiero compartir contigo una serie de ejercicios sencillos, aptos para todo el mundo. Como solemos buscar las actividades que quemen más cantidad de grasa descartamos todos los ejercicios estáticos (de fuerza isométrica), pero estos nos pueden hacer mejorar nuestra postura, nuestra forma de caminar, de pisar o de estar de pie. Nos ayudan a tener un cuerpo más equilibrado para que no haya puntos débiles donde se pueda acumular la grasa mala.

En este tipo de ejercicios no nos interesa el trabajo de las fibras musculares porque no queremos aumentar su volumen. Incidimos sobre el tejido miofascial que recubre el músculo, queremos trabajar toda la musculatura interna de nuestro cuerpo, la que nos hace mantener la postura y conseguir aumentar esa fuerza postural, un músculo más pequeño, más apretado y que no pueda acumular tantas reservas energéticas.

Ejercicios de piernas contra la pared

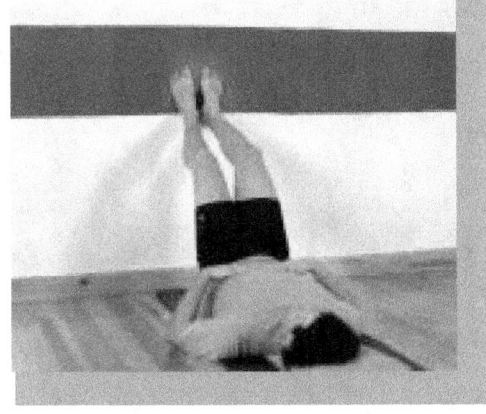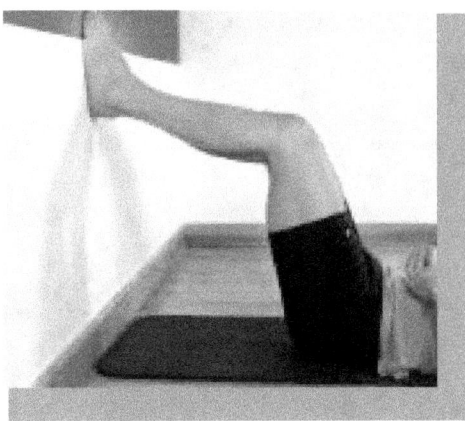

Tumbados en el suelo, con los pies apoyados en una pared. Debes colocarte para que queden las piernas semi-flexionadas. Apoya toda la planta del pie en la pared y junta los talones para que se toquen y que puedas sentir que aprietas uno contra el otro. Observa que los dos pies estén iguales, a la misma altura y con la misma apertura. Las rodillas deben estar siempre ligeramente separadas. El ejercicio consiste en levantar el glúteo del suelo y sentir que los pies, los gemelos, la parte posterior de la pierna (isquiotibiales) y el glúteo hacen fuerza para mantener esta postura. No se trata de levantar al máximo la cadera, no queremos que trabaje el lumbar, sólo las piernas. Tendrías que sentir que la vértebra que está debajo del obligo se queda en el suelo, y que sólo levantas las 2 ó 3 que están por debajo de esta vértebra.

Una vez que tengas la cadera elevada en posición cómoda para la espalda y que compruebes que las dos piernas trabajan por igual, debes apretar fuerte todos los músculos que están trabajando. Este es el punto que lo diferencia de otros ejercicios de fuerza (hacer pesas, por ejemplo). No se busca un movimiento que cueste mucho y que tengas que hacer mucha fuerza para realizarlo. Lo que intentamos con este tipo de ejercicios es mantener una postura durante unos 20 segundos, esa postura no implica un gran esfuerzo muscular pero lo que debes hacer es mantener esos músculos apretados.

¡Debes ser tú quien haga la tensión!

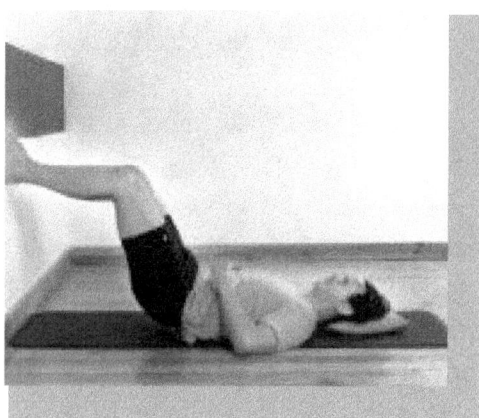 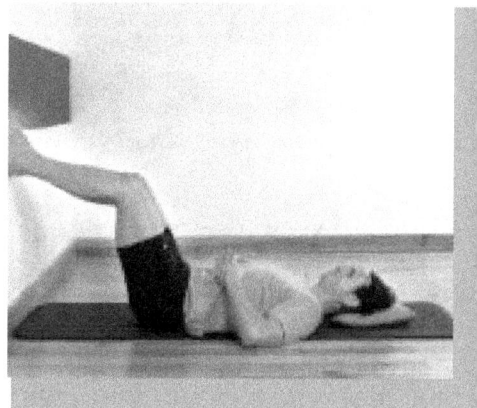

Para evitar que la cadera baje, toda la musculatura de la pierna debe hacer una contracción continua que nos ayudará a que el tejido encargado de mantener las posturas del cuerpo, el que envuelve el músculo, aumente su tensión y vaya ganando fuerza. Puedes hacer tres o cuatro series hasta llegar más o menos a un minuto de ejercicio.

- Levanta la cadera 20 segundos y aprieta bien fuerte, durante ese tiempo, toda la musculatura que está actuando

- Baja la cadera 5 segundos, descansa y vuelve a levantar la cadera 20 segundos más.

Si levantas la cadera y a la vez aprietas un talón contra el otro estás trabajando la musculatura abductora y la aductora. Es decir, que trabajas los glúteos, que se encargan de levantar la pelvis y también la musculatura de la zona interna de las piernas, la zona del pubis. Debes apretar toda la zona genital y toda la musculatura interna. Además de evitar el desprendimiento o prolapso del útero, el aumento de fuerza en esta musculatura interna mejora nuestra postura corporal cuando estamos de pie. Nos ayuda a equilibrar la tensión entre el glúteo, los abductores y la musculatura interna abdominal.

Puedes variar el ejercicio como más te convenga. Siempre con el mismo formato de mantener una postura durante unos segundos y de apretar todo lo fuerte que quieras.

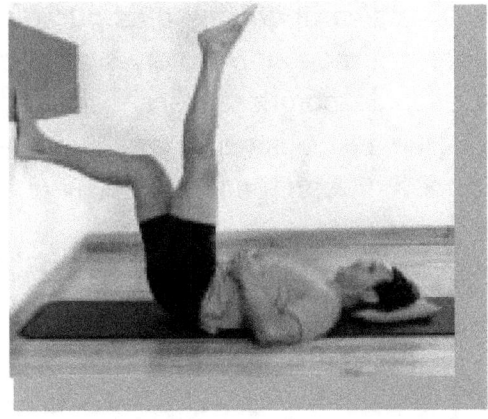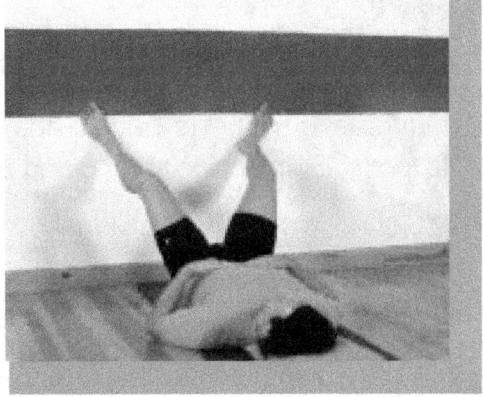

Puedes hacerlo sólo con una pierna, el trabajo será más intenso. Prueba con las piernas abiertas, asegúrate de que las dos piernas están a la misma altura. Cuando subas la cadera, gira ligeramente las rodillas hacia fuera. Notarás cómo se trabaja más el glúteo y toda la zona de la fascia lata, (donde suele aparecer la celulitis). También se puede trabajar sin apoyar el talón del pie en la pared. En posición de puntillas, sólo trabajando con los dedos de los pies apoyados. Se refuerzan más los gemelos.

Procura que trabajen todos los dedos de los pies por igual (suele haber alguno que no hace tanta fuerza). También puedes apoyar sólo los talones en la pared y sentirás cómo, al no trabajar tanto los gemelos, debes forzar más los músculos del glúteo y de la pelvis.

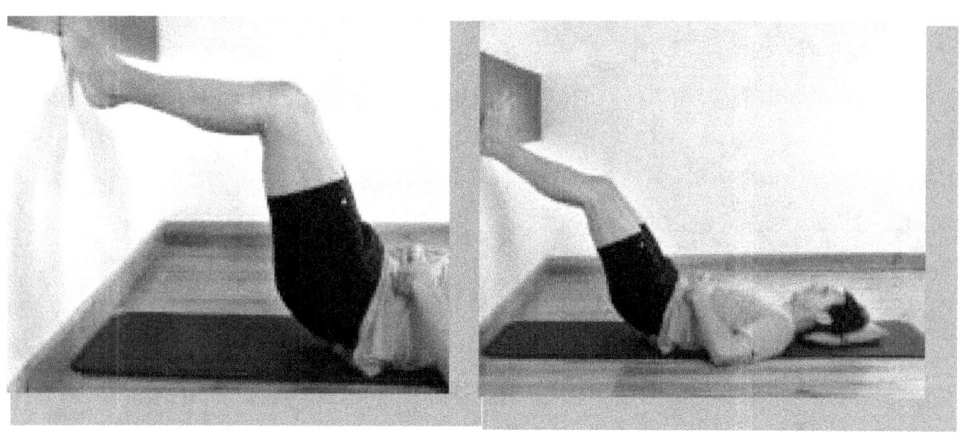

Es un ejercicio sencillo, que puedes practicar todos los días durante unos 10 minutos. No importa si tienes sobrepeso, o si tienes alguna lesión leve en las rodillas, o en la espalda porque es una actividad muy suave y que te hace trabajar la fuerza de las piernas libres de tu peso. El nivel de intensidad lo pones tú, apretando más o menos fuerte.

Si después de este ejercicio realizas un trabajo de movimiento, como caminar o bailar aplicando la tensión que ejercías sobre los músculos de la pelvis (y corrigiendo la forma de pisar), conseguirás acostumbrarte a tener esta musculatura apretada en tus actividades, que actúen más en tus posiciones habituales y será lo que te ayudará a no acumular grasa en piernas y glúteos. Así será un ejercicio que te servirá para ser más eficiente en tus actividades diarias, será mucho más productivo.

Posiblemente no te hayas fijado nunca en que las personas (me refiero sobre todo a mujeres) que tienen los gemelos fuertes o más marcados no acumulan tanta grasa en el glúteo. Tener unos gemelos fuertes implica tener una buena pisada, un buen apoyo del pie y, por lo tanto, que toda la pierna trabaja de forma correcta. Aquellas mujeres que tienen las caderas anchas porque acumulan grasa en glúteo tienen las piernas más débiles y se refleja en una mala pisada, unos gemelos más débiles. Si el ejercicio de glúteo que realizamos nos ayuda a mejorar también la fuerza de los pies y de los gemelos corrigiendo nuestra forma de caminar y de pisar, éste será un trabajo doblemente efectivo comparado con ejercitar el glúteo de forma aislada (como cuando hacemos pesas).

Es una idea que se puede y se debe aplicar a toda la musculatura que tiende a acumular grasa, como el vientre o incluso los brazos. Hacer ejercicios donde tengas que mantener una postura, haciendo series de unos 20 segundos y donde seas tú quien tenga que apretar esa musculatura que estás trabajando. Conseguirás que el tejido que recubre el músculo, la fascia, aumente su tensión y no permita acumular tanta cantidad de grasa.

Cuando acumulas grasa en el vientre, esa grasa visceral que se almacena debajo de la musculatura, provoca que el músculo abdominal tenga que estirarse perdiendo la tensión del tejido fascial, perdiendo la fuerza postural que tenía antes. Esto va a hacer que también se acumule grasa fuera del músculo. En lugar de hacer las abdominales comunes, esas que se trabajan con movimientos rápidos y seguidos, sintiendo cómo se contrae y se relaja, basados en aumentar la fuerza de las fibras musculares, deberíamos mejorar la tensión de la fascia haciendo ejercicios donde se mantenga el abdominal apretado para mantener una postura durante 20 ó 30 segundos (o si puedes más tiempo). El abdominal no se mueve, puedes mover las piernas mientras aprietas el abdominal, o los brazos, o simplemente respirar profundamente para sentir aún más la tensión en el vientre. Sólo debes buscar una postura en la que puedas contraer este músculo durante un largo tiempo. Es la forma de ganar fuerza postural, la forma de ganar tensión en el músculo sin aumentar el volumen y evitando la acumulación de grasa.

Ejercicio de basculación de la pelvis

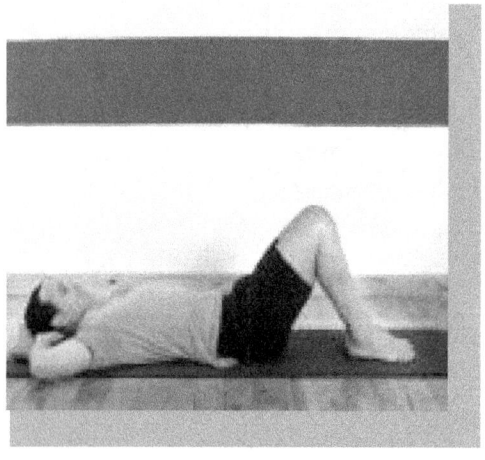 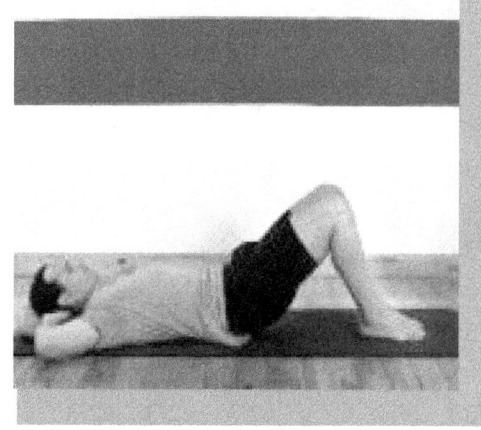

Mismo formato, levanta la cadera. Ahora debes sentir cómo se aprietan los músculos abdominales y sobre todo la musculatura interna abdominal. Mantén la tensión 20 segundos o tres respiraciones profundas.

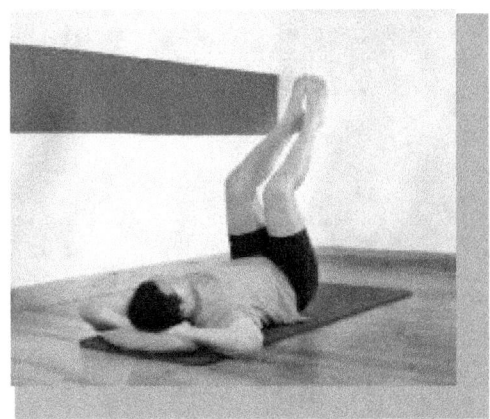
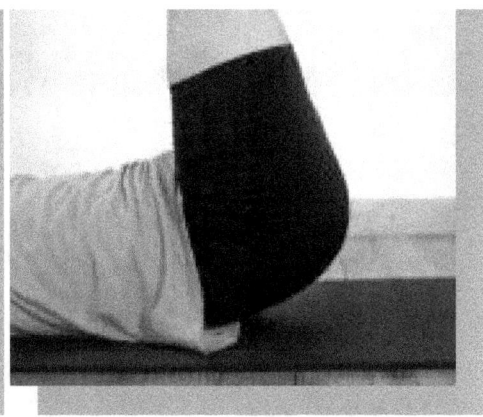
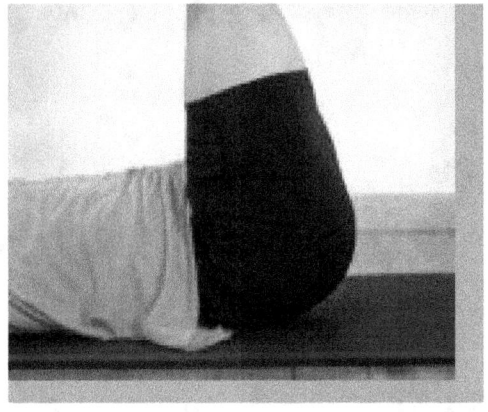

Intenta hacerlo con las piernas levantadas. Cuesta un poco más. Vigila no forzar las cervicales. No es necesario que levantes mucho, sólo con intentarlo bastará. Cuando sientas que la musculatura abdominal empieza a hacer fuerza, mantén la posición durante 2 ó 3 respiraciones y debes ser tú quien apriete todo lo fuerte que puedas el abdominal. Desde esta posición puedes hacer todos los ejercicios que quieras.

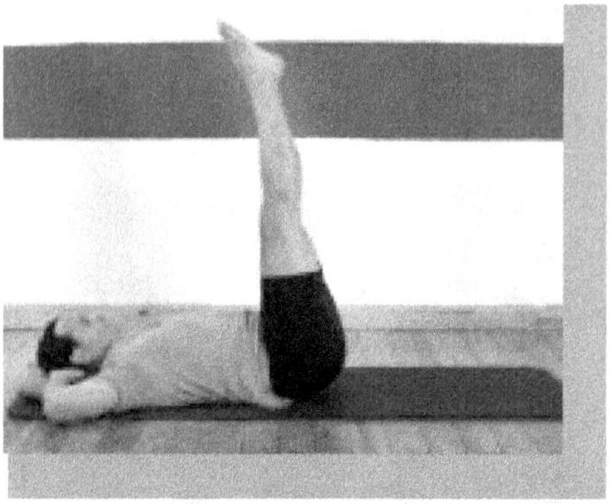

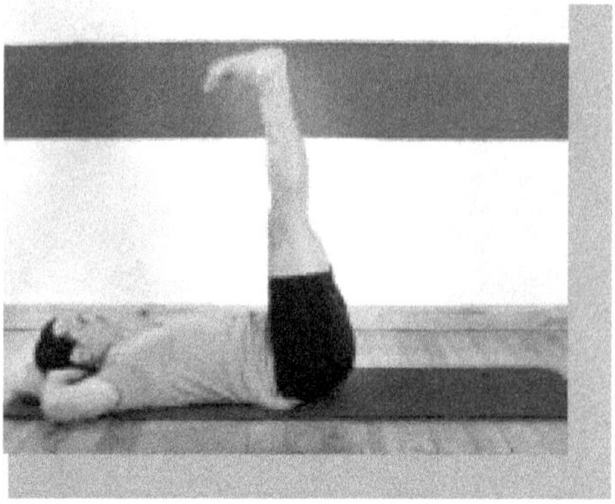

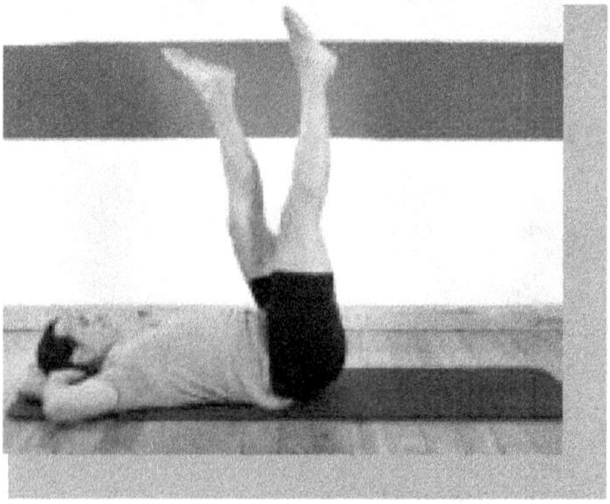

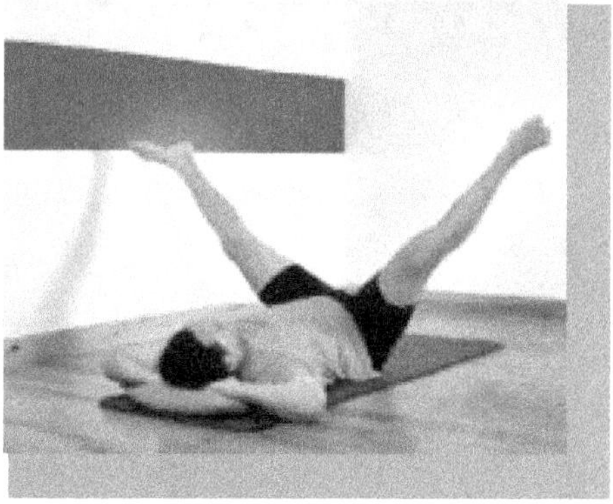

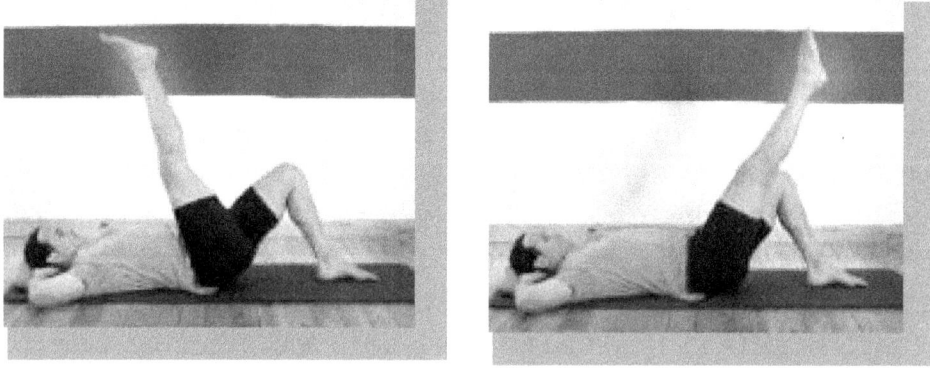

Y si te cuesta mucho, hazlos sólo con una pierna.

Tu abdominal sentirá que tiene que levantar el peso de tus piernas y glúteo, un motivo más por el cual, si tienes que adaptarte a hacer este tipo de ejercicios tenderás a perder peso en las piernas.

Equilibra tus emociones

Todo aquello que te haga sentir bien te hará aumentar tu energía, y esa energía de más podrás restarla de las calorías que necesitas ingerir. Deberías tener en cuenta tu estado de ánimo cuando quieres perder peso, porque una parte importante del consumo de nutrientes va destinado a cubrir nuestras emociones y sobre todo si son negativas, porque las positivas son las que pueden hacer que te desprendas de las sobrecargas que llevas encima.

Debes sentirte bien con lo que haces, estar convencido/a de que lo que estás haciendo va a ser bueno para ti. Si disfrutas de los alimentos que ingieres y disfrutas de las actividades que realizas tu cuerpo podrá disfrutar de ti.

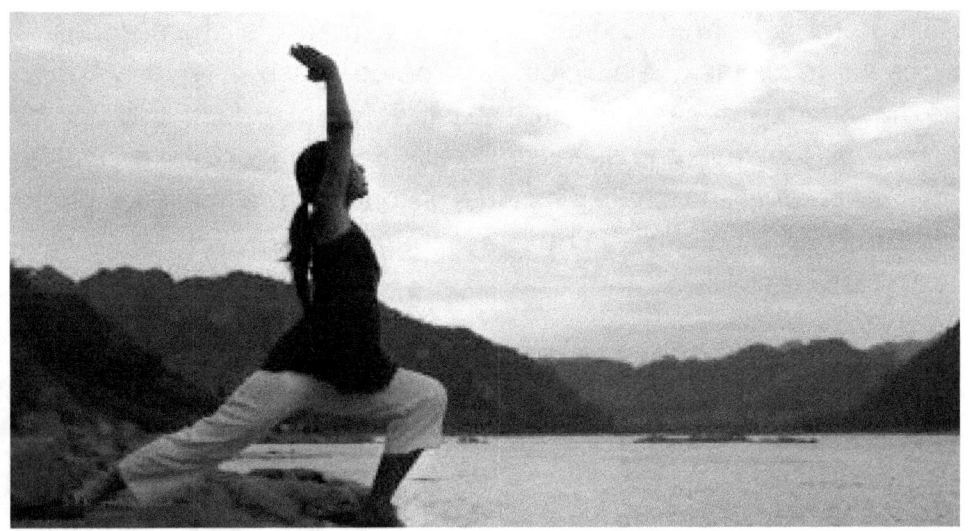

Conclusión (con ilusión)

Tengo que volver a pedirte perdón por no haberme basado en estudios (porque todos hablan sobre calorías y quemar grasa), pero aun así he decidido escribir este libro porque puede que a partir de ahora se realicen los estudios que demuestren que muchas de estas teorías son ciertas.

Me conformo con que esta información le pueda llegar a alguien que tenga una chica menor de edad a su cargo y le proporcione argumentos para explicarle que no puede dejar de comer o saltarse comidas o alimentarse sólo de productos bajos en calorías si quiere adelgazar, porque su cuerpo necesita los nutrientes y la energía de una buena dieta.

Aunque mi ilusión sería que cambiara, a partir de ahora, todos los libros sobre dietas y ejercicios para perder peso. Que se dejara de hablar de las calorías, que no se volviera a decir eso de *"hay comer menos de lo que necesitas"* o eso de *"entrenar para quemar las grasas,"* porque son conceptos que distorsionan la realidad, porque nuestro cuerpo no funciona de esa manera.

www.ingramcontent.com/pod-product-compliance
Lightning Source LLC
Chambersburg PA
CBHW071408280526
45787CB00001B/483